KB036561

The Laws of 움직임의 법칙
MOTION

무너진 체형을 바로잡는 **내 몸 사용 설명서**

운동하는 데이브(최충식) 지음

움직임의 법칙

MOTION

The Laws of

가나

우리의 몸이 어떻게 무너지는지 그리고 그걸 어떻게 바로 세울 수 있는지 누구나 알기 쉽게 잘 설명해 놓은 책! 자신의 체형이 틀어졌다면 이 책을 꼭 한 번쯤 읽어보길 바랍니다.

– **김승겸**(서울과학기술대학교 스포츠과학과 교수)

이 책은 운동 처방에 대한 전문적인 지식과 함께 실생활에서 바로 적용 가능한 올바른 운동 방법을 제시하고 있어, 트레이너 및 수련생들에게 매우 유용한 정보를 제공해 줍니다. 특히, 근골격계 통증에 대한 궁금증이 있거나, 이를 개선하고자 한다면 꼭 읽어보길 권합니다.

– **김현철**(경희대학교 운동생리학 교수)

데이브 선생님이 쓴 책이 너무나 반갑다. 나도 잘못된 자세로 꽤 오랫동안 고생을 하다가 데이브 선생님을 만나 '자유'를 얻었다. 이 책은 체형교정이나 재활 운동의 원리에 대해 정확히 설명하고 있으며 어디서 쉽게 얻을 수 없는 정보를 잘 담아낸 귀한 책이다. 의사인 내가 봐도 이 책은 탁월하다.

근골격이 아파서 병원에 가도 실제적인 해결 방법이 없어 답답했던 분들에게 이 책을 권한다. 나의 경우에는 진료실에서 유방암 수술 후 체형 틀어짐으로 인해 만성적인 통증을 호소하는 환자들에게 내가 배운 운동 원리를 설명해 주곤 한다. 이분들을 포함해 몸의 틀어짐으로 불편함을 느끼는 모든 분께 이 책을 권하고 싶다.

– **김윤영**(가천대 길병원 외과 교수)

어렸을 때부터 습관이 된 엎드려 공부하는 자세로 인해 척추가 무너지고 고통을 겪었습니다. 심한 통증에 살아도 산 것 같지 않은 삶을 살다 데이브 님을 만나 편한 자세가 아닌 몸을 바르게 쓰는, 아프지 않게 평생을 살 수 있는 비법을 배웠습니다.

데이브 님이 라이브 방송에서 하신 '정신력과 육체적인 면이 서로 속도가 맞아야 해요'라는 말이 기억에 남습니다. 살면서 가장 중요한 '몸의 균형'을 잊고 사는 사람들에게 몸을 바르게 사용하고, 몸과 마음이 함께 나아갈 때 비로소 건강하고 행복한 삶을 살 수 있음을 일깨워 주는 소중한 책입니다. 기본부터 몸을 바르게 사용하는 법을 배우고 싶은 분들께 이 책을 추천합니다.

— **박시현**(물리치료사)

강직성 척추염으로 인한 통증으로 12년 동안 힘든 생활을 하던 중 선생님을 만났습니다. 선생님은 일상에서 주로 어떤 자세로 있는지, 그 자세가 어떤 통증을 일으키는지, 통증을 없애기 위해서는 어떻게 움직여야 하는지, 또 어떤 운동을 해야 하는지를 원리적으로, 감각적으로 설명해 주셨습니다. 그리고 체득할 수 있는 방법을 가르쳐 주셨습니다.

사소해 보이지만 통증을 유발할 수 있는 자신의 잘못된 자세를 알아차리고, 건강한 몸으로 삶을 펼치며 살아갈 수 있도록 몸과 마음의 기반을 단단히 다져준 내용들이 책으로 나와 정말 기쁩니다. 제가 그랬듯 선생님의 방법이 담긴 이 책을 통해 더 많은 사람이 통증에서 벗어나 자유롭게 자신의 삶을 살아갈 수 있기를 바랍니다.

— **공민정**(대학원생)

원인을 알 수 없는 허리 통증을 고치기 위해 여러 병원을 떠돌기만 하던 절망적인 나날들을 저자에게 구원받았던 나는 확신을 가지고 말할 수 있다. 저자는 풍부한 경험과 이론을 겸비한 이 분야 최고 전문가이다.

이 책은 근골격계의 상호작용에 대한 이해를 바탕으로 통증의 근본적인 발생 원인을 꿰뚫고 있을 뿐 아니라 그 원인을 해결할 수 있는 여러 운동법을 제공한다. 통증으로 삶을 잃어버린 사람들이 이 책을 통해 다시 한번 일어설 수 있기를 기대한다.

— **장재석**(수험생)

반복된 자세는 습관이 되고, 습관은 내 체형을 바꾼다

여러분은 평소에 어떤 자세로 시간을 보내나요? 다리를 꼬고 앉아 책을 읽거나 의자 위에 양반다리를 하고 앉아 컴퓨터를 할 수도 있고, 엎드린 채 핸드폰을 만질 수도 있죠. 또 한쪽으로 가방을 멘 채 짝다리를 짚고 서서 친구를 기다릴 수도 있습니다.

오랫동안 몸을 배우고 몸의 사용법을 가르쳐오신 아버지는 어릴 적 제게 '우리의 몸은 오케스트라와 같다'고 말씀하셨습니다. 각 악기가 고유의 소리를 내고 그 소리가 합쳐져 아름다운 음악을 만드는 것처럼 우리의 몸도 각 장기와 근육, 뼈들이 각각의 기능을 다하며 조화를 이룰 때 건강한 형태를 갖춘다는 것입니다. 그래서 항상 몸을 볼 때는 어느 한 부분이 아닌 전체를 봐야 한다고 하셨죠. 물론 어린 시절에는 이러한 말씀이 잘 와닿지 않았습니다. 그저 앞서 예로 든 자세처럼 편한 자세를 한 채 시간을 보냈죠. 그러나 무분별한 생활 습관으로 인해 건강했던 내 몸이 점점 병들어 가면서, 아버지의 말씀이 진리임을 깨닫게 되었습니다.

불규칙적인 수면, 수많은 인스턴트 음식 섭취, 옆으로 삐딱하게 앉는 자세, 무리한 웨이트 트레이닝 등. 내 몸을 오늘만 쓰고 버릴 것처럼 소비했습니다. 그 결과, 뚜렷한 원인을 찾기 힘든 다양한 통증이 찾아왔습니다. 두통은 참을 수 없을 만큼 심해졌고, 무거운 물건을 옮기다 허리에 무리가 가서 주저앉는 일도 생겼죠. 하지만 진료를 잘 본다는 유명한 병원을 찾아가 MRI를 찍어도, 좋은 기기를 쓴다는 병원에 찾아가 진료를 받아도 아무 이상이 없다는 진단만 반복되었습니다. 여러 병원을 전전하다 결국 아버지께 내 몸을 사용하는 방법을 배우기 시작하며 기본을 다시 다져나갔습니다.

어릴 때, 또 건강한 몸을 가지고 있을 때는 흘려들었던 아버지의 말씀들을 직접 체득하였고, 그 경험을 내 몸에 차근히 차근히 쌓아 단단한 본질을 만들었습니다. 이리저리 틀어져 꽉 막힌 몸에 새로운 힘을 불어넣는 과정은 마치 건강한 숨을 불어넣어 주는 산소호흡기와 같았죠. 몸을 살리는, 길다면 길고 짧다면 짧은 과정을 겪으며 느낀 점이 있습니다.

"인간의 건강과 조화로운 움직임은 척추에서 시작된다. 척추 신경이 원활하게 기능할 때, 비로소 우리의 몸은 최상의 협응을 이룰 수 있다."

저는 몸의 본질에 집중하기 시작했고, 오랜 시간을 걸쳐 몸을 단련해 나갔습니다. 고통은 제 몸을 한 번에 놓아주지 않았습니다. 기본적인 움직임부터 복합적인 움직임, 그리고 걷기와 같은 본능적인 동작을 통해 몸의 협응을 회복했습니다. 그리고 비로소 고통과 작별하고, 아버지에게 배운 운동 철학과 방법, 대학에서 배운 해부학과 스포츠 의학 지식을 나만의 방식으로 정리해 알기 쉬운 콘텐츠로 만들어내기 시작했습니다. 또한, 이를 바탕으로 저처럼 몸의 균형이 틀어지며 통증을 느끼고 고통받는 사람들을 지도하며 더 깊은 배움을 얻었습니다.

길거리를 걷거나 카페에서 시간을 보내는 분들을 살펴보면 바른 자세를 하고 있는 분들을 찾기 힘듭니다. 특히 핸드폰이 필수가 되면서 고개를 숙인 채 시간을 보내는 분들이 참 많아졌죠. 지금 당장은 아무런 문제가 없는 것처럼 느껴질지 모릅니다. 하지만 틀어진 자세로 고통을 겪었던 한 사람으로서 통증이 언제 발생할지 예상할 수는 없지만 틀어진 자세를 유지한다면 통증은 언젠가 발생할 예정된 일이라고 말씀드리고 싶습니다.

통증은 없지만 잘못된 자세를 하고 있는 분들께 제가 쌓아온 경험을 공유하고, 틀어진 체형으로 일상에서 불편함을 느끼는 분들께 제가 쌓아온 지식을 알리고자 유튜브를 시작했습니다. 유튜

　　　　　　움직임의 법칙

브를 운영하며 사람들의 다양한 사례와 함께 사람들이 궁금해하는 지점들을 알 수 있었고, 이를 중심으로 제가 다져온 체형과 운동에 관한 지식을 정리하여 이 책으로 엮었습니다.

아버지로부터 이어진 50년간의 트레이너 경험과 그걸 이어받은 저의 10여 년간의 운동 및 지도 경험이 이 책에 담겨 있습니다. 아직 부족한 점이 많지만, 복잡하고 어려운 몸에 관한 지식을 정확히 서술하고자 노력했고, 보다 많은 분들이 쉽게 이해할 수 있도록 그림을 함께 실었습니다. 부디 이 책이 틀어진 체형으로 고생하는 분들에게 조금이나마 도움이 되기를 바랍니다.

마지막으로 부끄럽지만, 평생 한길만 걸어오며 이 길에 모본을 보여주신 아버지와 수업을 하느라 가족여행조차 가지 못하는 아버지를 옆에서 묵묵히 지지해 주신 어머니께 사랑하고 감사하다는 말을 전합니다.

운동하는 데이브
최충식

The Laws of Motion

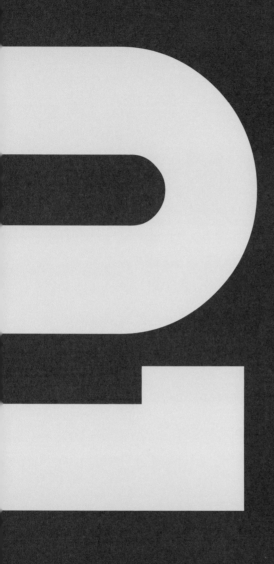

1장

내 몸 바로 알기, 각자에게 맞는 답이 있다

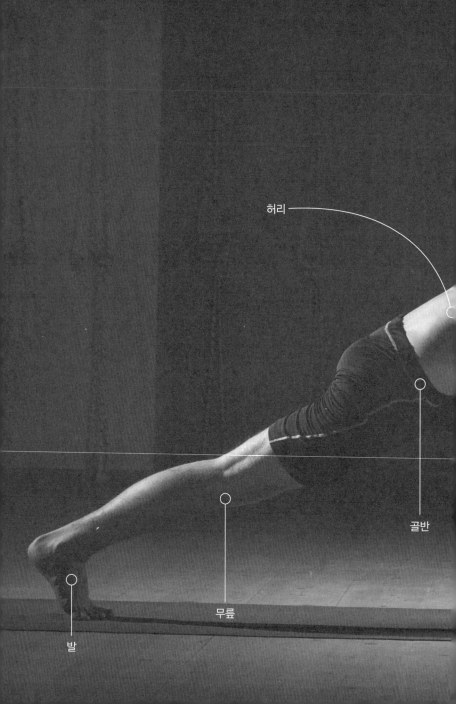

허리

골반

무릎

발

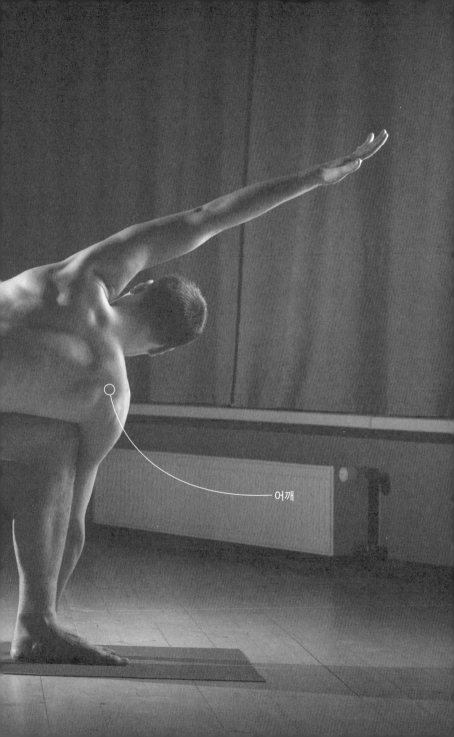

어깨

법칙 1 | 근육과 뼈들은 서로 연결되어 움직인다

복부나 팔뚝, 허벅지 등 특정 부위의 살이 고민이어서 '복근 운동', '팔뚝 운동'과 같이 특정 부위 운동을 찾아본 경험은 한 번쯤 있을 겁니다. 실제로 상담을 오는 회원 중에도 '한쪽 어깨가 좀 더 올라갔는데 어깨 비대칭 운동이 있을까요?'와 같이 특정 부위 운동을 찾는 분들이 있어요. 이 질문에 답하기 전에 우리 몸을 살펴볼 필요가 있습니다.

우리 몸은 척추를 기준으로 해서 모든 신경과 혈관들이 연결되어 있습니다. 그리고 각 근육과 뼈들은 구조적으로 서로를 지지하고 움직이도록 설계되어 있습니다 그림 1-1. 팔뚝 운동을 한다고 팔뚝만 운동되는 것이 아니라 연결되어 있는 어깨, 넓게는 가슴과 등까지도 영향을 받는다는 것이죠.

몸의 균형을 찾는 것도 마찬가지입니다. 우리 몸이 지금의 모

습을 갖추기까지 오랜 시간 진화해 왔습니다. 농경생활을 하고 사
냥을 하면서 몸을 움직여야 생존할 수 있는 형태로 진화했죠. 하
지만 꼭 좋은 방향으로만 진화해 온 것은 아닙니다. 쉬운 예를 들
면 초등학교 1학년 때를 떠올려 보세요. 학교에 입학해 책상에 앉
아 수업을 듣지만 앉아 있는 시간보다는 밖에서 뛰어노는 시간이

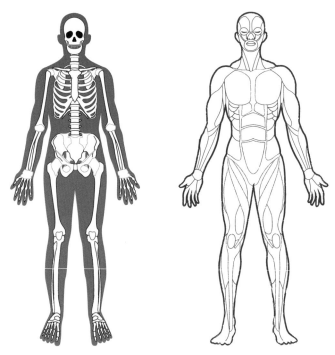

[그림 1-1] 우리 몸을 이루고 있는 뼈와 근육

더 길었을 겁니다. 그리고 고등학교 3학년 때를 떠올려 보세요. 등교해서 하교할 때까지 또는 야간자율학습 시간이나 학원에 가서까지 하루의 대부분을 앉아서 보냅니다. 몇 년간의 차이를 몇십 년, 몇백 년으로 늘려 생각해 보세요. 오랜 시간 몸을 움직여야 생존할 수 있게 진화해 온 인간은 몇백 년간의 문명 발달을 겪으며 점점 움직임은 줄고 앉아서 보내는 시간이 길어지게 되었습니다. 이제 대부분의 시간을 앉아서 생활하죠.

문제는 한 자세로 오래 있거나 특정 동작을 지속적으로 반복하다 보면 근육과 관절의 움직임이 점차 제한되게 됩니다. 사지를 움직일 때 측정한 관절이 움직일 수 있는 범위를 '가동범위'라고 하는데 관절과 근육의 가동범위가 점점 제한되는 것이죠. 사용하지 못하는 근육의 기능이 다른 주변 근육으로 전가되고 근골격계 전체에 연쇄반응이 나타나기 시작합니다.

척추가 부드러운 움직임을 잃어버리면서 근육의 긴장도가 점점 높아지고, 이는 기초대사량 저하, 신진대사 저하와 같은 생리적인 변화로 이어집니다. 각종 불편함과 통증 그리고 두통과 소화 장애 등 다양한 형태의 변화를 불러올 수 있죠. 현대인들이 많이 겪는 라운드 숄더가 대표적인 예입니다. 책상 앞에 앉아 모니터를 보고, 타자를 치는데 집중하다 보면 고개는 앞으로 내밀고, 어깨가 앞쪽으로 말리는 자세가 되죠. 이는 목에 무리가 갈 뿐만 아니라 어깨의 긴장도 높아지고 가슴과 등 근육의 비대칭이 생기기도 합니다. 목 통증과 함께 두통을 느끼기도 하죠.

뻔한 말이지만 우리 몸을 이루고 있는 뼈와 근육은 서로 연결되어 유기적으로 움직이기 때문에 살을 빼기 위한 운동이든 체형을 바로잡기 위한 운동이든 특정 부위에 집중하는 것이 아니라 몸의 구조를 이해하고 전체적인 균형을 유지하는 것이 무엇보다 중요합니다.

운동보다
내 몸 파악이 먼저다

'치골을 드러낸 과감한 패션', '완벽한 치골과 복근 라인' 등 연예나 패션 기사를 살피다 보면 종종 치골을 언급하는 기사를 볼 수 있습니다. 하지만 엄밀히 말하면 치골은 육안으로 볼 수 없는 부분입니다. 골반 앞쪽, 사타구니 쪽에 위치한 뼈로 바지를 입고 있는 한 볼 수 없죠. 기사에서 언급한 치골은 '장골'입니다[그림 2-1].

우리가 흔히 사용하는 '엉덩이', '궁둥이'도 사실 다른 부위를 지칭하는 말입니다. 궁둥이는 엉덩이의 아랫부분으로 앉으면 바닥에 닿는 부분을 말하고, 엉덩이는 살이 둥글게 올라온 볼기의 윗부분을 말하죠.

우리 몸은 상체와 하체와 같이 크게 구분되기도 하지만 팔과 손, 손바닥과 손가락 그리고 마디와 같이 세세하게 나누어져 있습니다. 앞에서 예로 든 장골을 떠올려 보세요. 그리고 치골의 위치

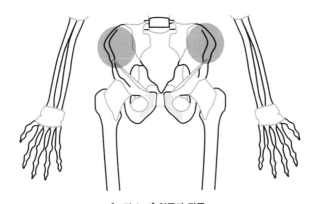

[그림 2-1] 치골과 장골
사타구니 쪽에 위치한 치골(노란색)과
골반 위쪽에 부채모양으로 편평하게 퍼져있는 장골(파란색)

도 한 번 의식해 보세요. 두 뼈가 각각 어디에 자리 잡고 있는지 차이가 느껴지죠. 행동력 있게 운동을 시작하는 것도 좋지만 내 몸을 정확히 파악하고 시작하면 더 큰 효과를 얻을 수 있습니다.

그렇다면 내 몸이 틀어졌는지는 어떻게 확인할 수 있을까요? 실제로 운동을 하거나 가르치다 보면 이 질문을 참 많이 받습니다. 틀어짐은 머리, 어깨, 척추, 골반, 무릎, 발목을 통해 알 수 있습니다. 틀어짐이 심할 경우 육안으로도 확인할 수 있으나, 가장 좋은 방법은 전문 기관에서 측정받는 것입니다. 내 몸의 어디가 어떻게 틀어졌는지 객관적인 측정을 받고 평소에도 이를 인지하고 움직이는 것이 좋습니다. 하지만 전문 기관을 방문하기 힘들 경우

움직임의 법칙

집에서 사진을 찍어 간단히 확인해 볼 수 있습니다. 방법은 무척 쉽지만 주의해야 할 점이 있습니다. 전문가와 함께하지 않기 때문에 정확도를 높이고 싶다면 사진을 찍을 때 수평이 틀어지지 않도록 잘 맞추어야 한다는 것입니다. 또한 이는 참고용으로 정확한 진단은 전문가를 통해야 함을 다시 한번 강조합니다.

┏ 머리, 어깨

머리와 어깨의 틀어짐은 상반신의 앞과 뒤, 옆의 사진을 찍어 확인할 수 있습니다. 첫 번째로 정면 사진[그림 2-2] 찍은 후 머리끝과 어깨선을 따라 가상의 삼각형(빨간 선)을 긋고, 삼각형 중앙을 따라 중앙선(초록 선)을 그려줍니다. 그리고 턱 끝 중앙에서 코까지의 길이와 턱 끝 중앙에서 어깨 끝선까지의 길이가 같은지 체크해 틀어짐 정도를 볼 수 있습니다.

두 번째로 후면 사진[그림 2-3]을 찍어 머리끝 지점과 양 어깨 끝 지점을 기준으로 삼각형(빨간 선)을 그리고, 이어서 세로 길이가 어깨뼈(견갑골, 날개뼈)의 아래 각까지 오는 사각형(노란 선)을 그려 양쪽 어깨뼈가 동일한 위치에 있는지 체크해 볼 수 있습니다.

세 번째로 옆면 사진[그림 2-4]을 찍고, 옆에서 봤을 때 어깨 끝 둥근 부분의 좌우 대칭 가운데 지점에 점을 찍어주세요. 이 점을 기준으로 귀 위쪽까지 사각형을 그린 후 귀가 사각형 안에 들어와

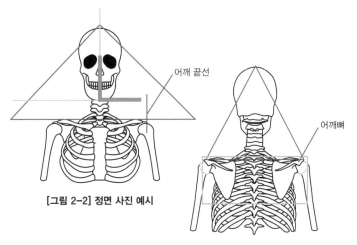

어깨 끝선

[그림 2-2] 정면 사진 예시

어깨뼈

[그림 2-3] 후면 사진 예시

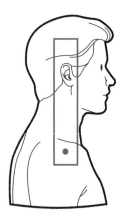

[그림 2-4] 옆면 사진 예시

움직임의 법칙

있는지 체크해 머리가 몸보다 앞쪽으로 나와 있는지 또는 틀어졌는지를 가늠해 볼 수 있습니다.

┏ 척추

척추하면 허리디스크를 떠올리기 쉽습니다. 척추는 앞뒤로 휘기도 하고, 좌우로 휘기도 합니다. 또 골반과 함께 복합적으로 틀어지기도 하죠. 지금 내 허리가 어떤 상태인지 확인해 보고 싶다면 상체를 숙여보면 됩니다.

다리를 어깨너비로 벌리고 어깨에 힘을 뺀 채 상체를 90도로 숙입니다. 그리고 카메라를 엉덩이 쪽에 수직으로 세워 사진을 찍어 보면 마치 등이 동산처럼 보일 거예요[그림 2-5]. 동산의 한쪽이 더 올라오지는 않았는지 등의 높낮이를 체크해 보세요.

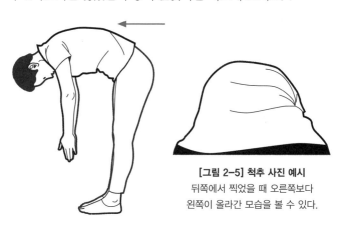

[그림 2-5] 척추 사진 예시
뒤쪽에서 찍었을 때 오른쪽보다
왼쪽이 올라간 모습을 볼 수 있다.

무릎

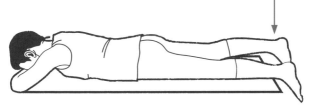

[그림 2-6] 무릎 사진 예시
발 위쪽에서 사진을 찍었을 때 왼쪽 다리보다
오른쪽 다리가 위로 올라간 모습을 볼 수 있다.

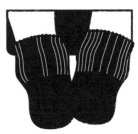

심한 오다리가 아니라면 무릎의 틀어짐은 크게 인지하지 못할 수 있습니다. 하지만 우리 몸의 뼈와 근육들은 서로 연결되어 있기 때문에 바른 균형을 위해 무릎의 틀어짐도 체크해 볼 필요가 있습니다. 무릎의 틀어짐은 일자로 선 자세로 정면과 측면 사진을 찍어 골반과 다리의 틀어짐을 보고 확인할 수 있습니다. 그리고 사진을 찍어줄 보조자가 있다면 엎드려서도 확인할 수 있습니다. 침대나 긴 소파 등 발을 허공에 둘 수 있는 곳에 엎드린 후 위쪽에서 사진을 찍어 보세요. 왼쪽 발끝과 오른쪽 발끝의 차이를 통해 틀어짐 정도를 알 수 있습니다[그림 2-6].

TIP. 골반 틀어짐 체크 방법

- 눈을 감고 제자리에 섭니다
- 그 자리에서 제자리걸음을 20회 정도 합니다.
- 총 3번 진행합니다.

→ 제자리걸음을 멈췄을 때 2번 이상 같은 방향으로 몸이 틀어졌다면 골반이 그 방향으로 틀어져 있을 가능성이 높습니다.

체형 교정에도
유효기간이 있다

체형을 교정하고 싶어서 찾아오는 분들의 관심사 중 하나는 바로 기간입니다. 얼마나 운동하면 체형이 교정될지를 많이들 궁금해 하시죠. 체형 교정에 걸리는 시간은 사람마다 차이가 있어 짧게는 1개월, 길게는 6개월 이상 걸리기도 합니다. 실제로 체형을 교정 하기 위해 찾아오는 유형을 보면 중·고등학생들은 방학 기간에만 운동을 배워도 큰 효과를 보는 반면, 4·50대의 성인은 보통 6개 월에서 길게는 몇 년을 거쳐 효과를 보는 경우도 있었습니다.

같은 형태의 체형 틀어짐에도 연령에 따라 또 사람에 따라 효 과를 달리 보는 이유는 몸을 회복하는 수준과 나쁜 습관을 인지 하고 교정하는 습득 능력의 차이가 많이 나기 때문이 아닐까 합니 다. 실제로 나이가 어린 경우 운동을 하고 2~3일만 지나도 근육 의 성장 속도가 상당합니다. 운동을 가르치는 저조차도 부러울 정도의 속도죠. 하지만 나이가 많을수록 개인의 차이를 감안하고도 대체적으로 성장과 회복 속도가 현저하게 느립니다.

나이와 성별 그리고 평소 자세와 습관 등 개인의 상태에 따라 또 교정의 정도나 방법에 따라 체형 교정에 걸리는 시간은 천차만별이지만 무엇보다 중요한 건 교정한 체형을 유지하는 것입니다.

체형의 균형은 한 번 잡았다고 해서 영원히 유지되는 것이 아닙니다. 유통기한이 있는 것이죠. 우리 몸은 한순간에 만들어진 것이 아니라 꾸준히 행해진 습관과 자세에 의해 만들어진 것입니다. 이는 우리 몸 깊숙이 각인되어 있습니다. 체형을 교정했다 해도 이전에 자주 한 습관과 익숙한 자세를 취하게 되는 것이죠. 그래서 체형이 교정되었다고 긴장을 풀어선 안 됩니다. 바른 체형을 만들었다면 이를 유지하기 위해 꾸준히 신경 써야 하죠.

손바닥 위에 나무 막대기를 세워서 중심을 잡는다고 상상해 보세요. 막대를 쓰러트리지 않기 위해 계속 손바닥을 움직이겠죠. 우리 몸도 그와 같습니다. 막대기의 중심을 잡기 위한 손바닥의 움직임은 꾸준히 관리해 주는 운동 습관과 같습니다. 중심을 잡기 위해 움직이지 않으면 막대기가 옆으로 쓰러지듯이 우리 몸도 습관처럼 중심을 잡아주지 않으면 무너지게 될 거예요.

체형을 교정한다는 것은 지금까지 인지하지 못하고 사용해왔던 내 몸을 그리고 근육과 관절을 올바르게 사용하는 방법을 익히고 우리가 일상생활에서 지속적으로 적용하며 실천해 나가는 것입니다. 무엇보다 체형 교정을 원하는 당사자의 의지, 적극성 그리고 꾸준함이 중요함을 잊지 마세요.

TIP. 몸의 어떤 부분을 봐야 체형 교정이 완벽하게 이루어졌다고 볼 수 있나요?

처음 촬영했던 사진들을 다시 찍어 봤을 때 머리와 어깨의 위치, 척추의 모양, 골반의 위치 등이 모두 올바른 자세를 취할 수 있는 오차 범위 내에 있어야 완벽한 균형을 이루었다고 할 수 있어요. 이때 중요한 건 몸에 무리가 가지 않는 상태여야 한다는 것입니다. 자세를 억지로 만들거나 몸에 과하게 힘을 주지 않아도 자연스럽게 바른 자세를 만들 수 있다면 완벽에 가까운 체형을 만들었다고 볼 수 있습니다. 무엇보다 자세는 한 번 잡았다고 끝이 아니라 꾸준히 확인하고 유지해야 함을 잊지 마세요.

움직임의 법칙

법칙 4 | 몸을 바로잡는 순서, 정답은 없지만 기준은 있다

운동을 하는 인구가 늘면서 운동이 근력운동과 유산소 운동으로 나뉜다는 건 보편적인 상식이 되었습니다. 근력 운동이 먼저인지 유산소 운동이 먼저인지 묻는 분들도 많죠. 하지만 운동에는 정답이 없습니다.

체형 교정도 마찬가지죠. 골반이 틀어져 정강이까지 통증을 느끼는 분, 통증은 없지만 육안으로 봤을 때도 한쪽 어깨가 심하게 내려간 분, 똑같이 허리 통증을 호소하지만 20대인 분과 60대인 분까지 체형 교정이 필요한 상황은 다양합니다. 하지만 이분들에게 똑같은 운동법과 운동 순서를 제시할 수는 없습니다. 사람마다 운동 능력이 모두 다르고 신체 구조에 차이가 있기 때문이죠. 개인에게 맞는 운동을 하는 것이 중요하며 체형 교정에 정해진 운동 순서는 따로 없습니다. 하지만 중심을 잡고 서 있는 것조차 못하는 상태가 아니라면 체형을 바로잡는 데 있어서는 몸의 순서대로 운동을 시작하는 것이 좋습니다.

우리가 바로잡아야 할 부분을 보면 무릎, 골반, 발목, 고관절, 발바닥이 있습니다. 이 부위들을 몸의 아래쪽부터 나열해 보면 '발바닥-발목-무릎-고관절-골반'이 되겠죠. 체형을 바로잡고자 한다면 가장 아래쪽에 있는 발바닥의 중심을 잡는 것부터 운동을 시작하는 것이 좋습니다. 발바닥의 안정성이 바로잡혀있어야 발목과 무릎도 바로 서게 되고 고관절을 통해서 골반에 대한 안정성도 같이 살아날 수 있기 때문이죠.

우리의 몸에서 지면과 가장 가까운 부분은 바로 발입니다. 사람들은 발바닥으로 바닥을 딛는 것, 걸어 나가는 것을 너무 당연하고 사소하게 생각하지만 발바닥은 단단한 땅의 역할을 해줍니다. 울퉁불퉁한 길을 걷는다고 생각해 보세요. 발목이 불안정하고 종아리와 허벅지에도 더 힘이 들어가죠. 발바닥이 퇴화한다는 건 이 울퉁불퉁한 길을 걷는 것과 같습니다. 떨어지는 발바닥의 기능을 채우기 위해 종아리나 허벅지 등에 역할이 분담되고 피로감이 늘어나며 우리 몸의 중심도 크게 흔들리기 시작합니다. 그렇기 때문에 발바닥의 기능을 살리는 것부터 시작해 몸의 기본 틀을 바로잡아나가야 합니다.

발바닥 중심을 잡는 연습이 충분히 되었다면 그다음은 척추와 골반을 중심으로 몸의 균형을 잡아나갑니다. 척추는 우리 몸의 모든 신경이 지나가는 아주 중요한 길이기 때문에 척추가 굳어 있다면 근신경을 활성화하기 힘듭니다. 그래서 우선 척추를 부드럽게 만들어 주는 스트레칭을 함께 하며 상·하체를 이어주는 골반의 중심을 바로잡아 나가는 것을 추천합니다.

The Laws of Motion

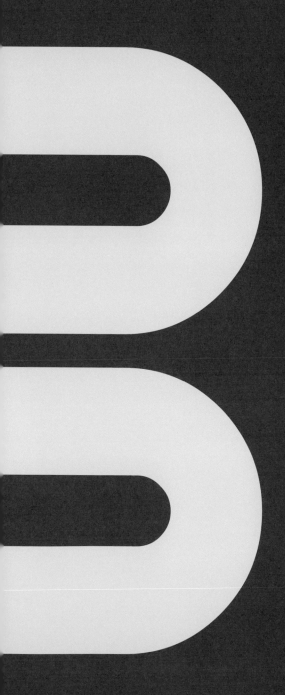

2장

우리 몸은 발바닥에서 시작한다

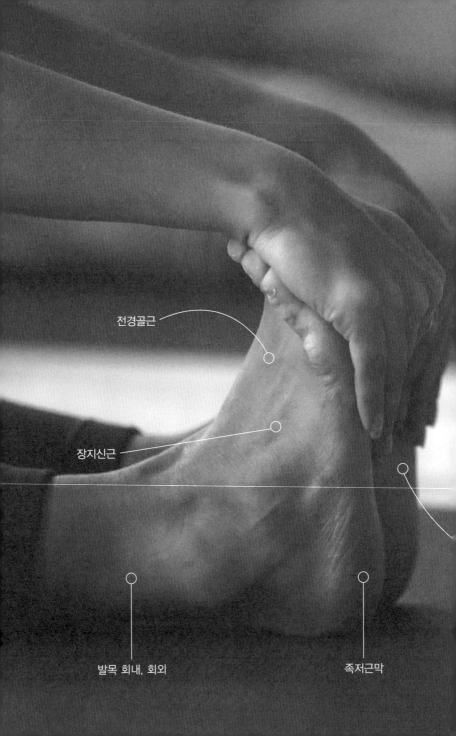

전경골근

장지신근

발목 회내, 회외

족저근막

엄지발가락 벌림근

법칙 5 | 발바닥에도 쓰임이 있다

발은 우리의 모든 움직임과 함께 합니다. 러닝, 스쿼트와 같은 전신 운동은 물론이고 팔 운동을 할 때도 땅을 딛고 있는 발바닥이 단단히 받쳐주어야 바른 자세로 운동할 수 있습니다. 하지만 손목, 발목, 어깨와 같이 관절이 연결되는 부분에 비해 부상의 위험이 적다 보니 중요성을 잊는 경우가 많습니다. 하지만 발바닥은 말 그대로 우리 몸이라는 기둥을 받쳐주는 초석입니다. 기초가 탄탄해야 그 위로 무언가를 쌓을 수 있듯 발바닥의 쓰임새를 알고 때때로 스트레칭하며 풀어주는 것이 운동이나 체형을 교정할 때 도움이 됩니다.

많은 사람들이 발바닥에 근육이 존재한다는 사실을 간과하지만 발바닥에도 우리가 움직이는 데 중요한 역할을 하는 근육들이 존재합니다. 발바닥 내에만 존재하며 발바닥의 중심을 잘 잡아주

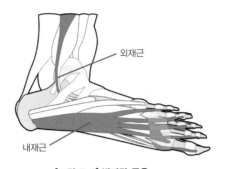

[그림 5-1] 발바닥 근육
내재근은 발바닥 내에서만 존재하며 여러 겹으로 층층이 이루어져 있다.
외재근은 발바닥 밖에서 발바닥 안쪽으로 들어온다.

는 역할을 하는 내재근과 종아리에서 발바닥까지 이어지는 외재
근이 대표적이죠[그림 5-1].

　이 근육들은 발바닥의 아치를 만들어 줄 뿐만 아니라 발바닥
의 충격을 흡수하고 발바닥의 중심을 잡아주는 역할까지 합니다.
그리고 발바닥 근육의 수축과 이완, 아치의 탄성이 우리가 걷거나
뛸 때 발생하는 추진력의 약 20%를 담당한다고 합니다.

　하지만 이 근육들은 우리가 신발을 신기 시작하면서부터 기능
을 잃게 됩니다. "신발은 발을 지켜주는 거 아닌가요?"라며 의아한
분들도 있을 겁니다. 신발이 외부의 자극으로부터 발을 보호해 줄
수는 있지만 발바닥 안에 있는 근육에게 마냥 좋은 영향을 주는
건 아닙니다.

신발 쿠션은 발바닥에 전해지는 충격을 흡수해 주는 내재근의 기능을 대체하고, 특히 바닥이 딱딱한 구두 형태의 신발을 신으면 발바닥이 수축과 이완을 제대로 하지 못해 발바닥 근육이 탄성을 유지하지 못하게 되는 경우가 상당히 많습니다. 그래서 운동할 때는 적당한 쿠션감이 있는 '운동화'를 신으라고 하는 것이죠. 또한 너무 딱 맞는 신발을 신으면 발바닥의 움직임이 저하되어 발바닥 기능이 떨어지게 됩니다. 실제로 체형 상담을 오거나 체형과 관련된 질문을 하는 분들 중 대부분이 발바닥 근육의 기능이 많이 저하되어 있었습니다.

발바닥 근육이 제 기능을 하지 못한다면 무지외반증, 족저근막염 등으로 이어질 수 있습니다. 또한 발바닥의 기능을 종아리, 무릎관절, 허벅지 등이 분담하게 되어 피로감이 증가하고, 체형의 균형이 무너져 허리 및 골반 통증까지 직, 간접적으로 영향을 미치게 됩니다.

발바닥의 기능을 절대 간과해서는 안 됩니다. 우리 몸 중에서 지면과 가장 가깝고 직립 보행을 하는 데 있어서 궂은일을 도맡아서 하는 근육임을 잊지 말고 항상 스트레칭과 운동을 통해 발바닥의 피로감과 기능저하를 잘 관리해 줘야 합니다.

족저근막,
발바닥 스트레스를 관리하라

운동에 대한 관심이 높아지는 요즘, PT나 필라테스뿐만 아니라 등산이나 러닝 등 야외 운동을 즐기는 사람들도 많습니다. 회원 중에도 평소 사무실에 오래 앉아 근무해 퇴근 후에 몸을 풀어주고자 가벼운 러닝을 30~40분 정도 한다는 여성 회원이 있었습니다. 어느 날은 수업을 마치고 회원이 다가오더니 평소처럼 러닝을 뛰었는데 발바닥이 아팠다며 바꾼 신발이 작은 것 같아서 그러는 것 같은데 체형 때문일 수 있는지 물어왔습니다.

물론 신발이 작아 발바닥이 아플 수 있습니다. 하지만 흔히 발생하는 발바닥 통증의 대부분은 갑작스러운 과사용이나 급격한 체중 증가 및 충격이 흡수되지 않는 딱딱한 바닥에서의 장기적인 활동으로 인한 것이 많습니다. 발바닥도 스트레스를 받는 것이죠.

앞서 말한 것처럼 우리 발바닥에는 여러 근육이 존재하며, '족

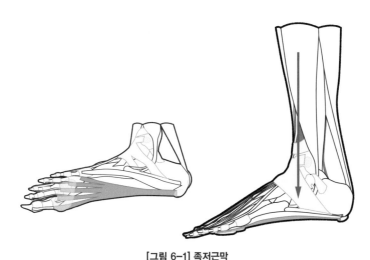

[그림 6-1] 족저근막
족저근막은 발뒤꿈치에서 발가락 아래까지 이어진 두꺼운 섬유조직의 막으로
발의 아치와 운동능력에 영향을 준다.

저근막'이라는 섬유조직의 막도 존재합니다. 족저근막은 몸을 뒤로 당겨주는 표면 후방선이라는 근막의 시작점으로 발바닥 종단면의 아치를 지지해 주는 역할을 하며 위에서 아래로 눌리는 스트레스를 함께 견뎌주기도 합니다[그림 6-1].

하지만 체중이 급격히 증가하면 족저근막에 실리는 하중이 높아지고 그것이 통증으로 이어지기도 합니다. 또 평소에 운동을 거의 하지 않다가 오랜 시간 걷거나 갑자기 뛰는 등 과한 운동을 하게 되면 족저근막에 부하가 걸려 통증이 발생하게 됩니다.

이처럼 통증의 이유는 다양합니다. 통증이 느껴진다고 한 가지 원인만 단정 지어 생각하기보단 여러 가능성을 열어놓고 살펴보는 것이 중요합니다. 발바닥에서 통증을 느꼈다면 우선 휴식을 취해 보는 것이 가장 좋고, 2~3일 후에도 통증이 계속된다면 병원에 내원해 전문의에게 적절한 처방을 받는 걸 추천합니다.

휴식을 취한 뒤에 통증이 점차 나아진다면 발바닥의 근육들을 조금씩 활성화하는 동작을 해보는 게 좋습니다. 특히나 발바닥 근육의 활동성을 저하시키는 구두를 많이 신고 걷는 분이나 통증이 발생했다가 괜찮아지기를 반복하는 분들은 그만큼 사용하지 못했던 발바닥 근육들을 다시 살려낼 수 있는 보완 운동을 해줄 필요가 있습니다. 발바닥을 오므리는 간단한 동작들도 큰 도움이 되니 떠오를 때마다 틈틈이 해보세요, 발바닥이 점점 편해지는 걸 느낄 수 있을 겁니다. 또한 자신의 체중이 급격하게 증가했다면 식이 습관을 바꿔 체중을 조절함과 동시에 꾸준한 스트레칭을 통해 서서히 근력 운동을 하는 것을 권합니다.

움직임의 법칙

운동

exercise

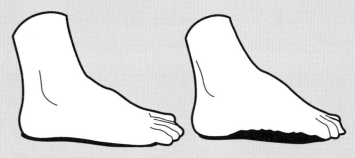

① 바닥에 발을 딛고 선다.
② 발을 오므려 발의 길이를 짧게 만들어 준다.

😊 TIP. 발가락 X 내재근 O

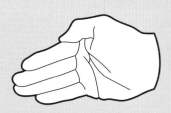

이 동작을 할 때 주의해야 할 점은 발가락을 굽히는 것이 아닌 발바닥의 내재근을 사용해서 반을 오므린다는 것입니다. 손으로 아치를 만들 듯 발을 제대로 오므렸다면 발가락이 굽혀지는 것이 아니라 발의 바깥날이 아치 모양이 될 것입니다.

2장 우리 몸은 발바닥에서 시작한다

47

법칙 7 | 엄지발가락에 자유를, 맞는 신발 신기의 중요성

근육의 과사용으로 무리가 가 통증이 느껴지는 경우가 있다면 잘못된 신발 착용으로 신체가 틀어지는 경우도 있습니다. 바로 무지외반증입니다[그림 7-1]. 무지외반증은 엄지발가락이 두 번째 발가

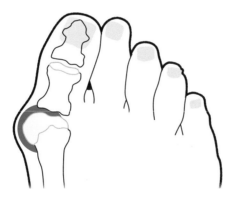

[그림 7-1] 무지외반증

48　움직임의 법칙

락 쪽으로 과도하게 휘는
것으로 내측 돌출 부위가
신발에 부딪히며 통증을
유발하기도 합니다.

대부분 자신의 발 크기
보다 작은 신발을 신거나
구두 형태의 신발을 오래
신었을 때 발가락이 안쪽
으로 모이면서 생기며 통
증이 심하지 않으면 치료
의 필요성을 인지하지 못
하고 그냥 넘기기 쉽습니

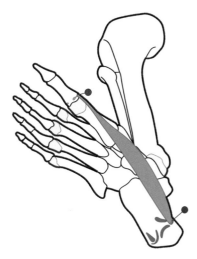

[그림 7-2] 엄지발가락 벌림근
엄지발가락을 몸의 안쪽으로 벌려주는
역할을 한다.

다. 하지만 무지외반이 체형에 미치는 영향은 심각합니다. 발바닥
의 중심을 잡는 데 사용되는 발가락 중 엄지발가락의 힘이 50%
를 차지하기 때문입니다.

특히 엄지발가락 벌림근이라는 근육이 중요한 역할을 합니다
[그림 7-2]. 엄지발가락 벌림근은 긴종아리근, 긴엄지발가락 굽힘근
과 함께 엄지발가락에 힘을 실어줄 수 있는 환경을 만들어주는 대
표적인 근육인데, 엄지발가락이 안쪽으로 모이면서 엄지발가락
벌림근은 늘어나기 시작하고 근육들은 제대로 된 힘을 싣기가 어

려워집니다[그림7-3].

　엄지발가락에 힘이 제대로 실린다면 모든 근육들이 구조적 안
정화를 이루고 체중에 대한 분산이 적절히 이루어지지만 무지외반
으로 엄지발가락 움직임이 퇴화되어 기능을 제대로 하지 못하다면
이 기능은 온전히 무릎관절과 안쪽 허벅지 근육으로 전가됩니다.

　엄지발가락이라는 기둥이 무너지면 위쪽의 구조물들이 엄지
발가락 방향으로 쏟아지게 되는 것이죠. 무릎이 안쪽으로 쏠리면

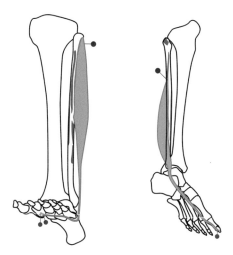

[그림 7-3] 엄지발가락 모음근과 함께 작용하는 근육들
엄지발가락으로 체중을 지탱하도록 도와준다. 엄지발가락 쪽으로 힘을 실을 수 있게
발목 각도를 비틀어주는 긴종아리근(왼쪽)과 엄지발가락이 지면을 움켜쥘 수 있도록
굽히는 동작을 만들어주는 긴엄지발가락 굽힘근(오른쪽).

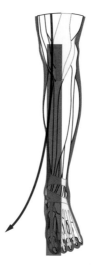

[그림 7-4] 엄지발가락이 무릎에 미치는 영향
엄지발가락은 몸의 기둥 역할을 한다.
엄지발가락이 무너지면 무릎도 무너진 방향인 안쪽으로 쏠리게 된다.

서 고관절이 몸의 안쪽으로 틀어지게 되고 이는 골반의 틀어짐으로 이어집니다[그림 7-4]. 골반의 균형이 깨지면서 허리 통증이 유발되는 것이죠. 즉 엄지발가락이 무너짐으로 인해서 척추까지 구조적 안정화가 깨지는 것입니다. 그래서 무지외반증을 가지고 있는 사람들은 발가락 관절의 통증뿐만 아니라 허리의 불편감을 호소하는 분들도 많습니다.

발에 있는 다섯 발가락, 그중 하나일 뿐이라고 가볍게 생각하지 말고, 내 몸의 작은 부분부터 바로 잡아간다고 생각해 보세요. 엄지발가락에 힘을 준다는 게 어색하지만 한번 해보면 엄지발가락의 존재감을 확실히 느낄 수 있습니다. 그리고 평소에 신발을 잠시 벗어 발가락을 좌우로 넓게 펴주거나 신발 안에서 발가락을 꼼지락거리며 지속적으로 움직여 발가락 근육이 퇴화되고 스트레스받지 않도록 하는 것이 중요합니다. 또한 이미 많이 진행되었다면 병원을 방문하여 적절한 치료를 받고 그 이후에 그와 관련된 운동을 배워서 일상생활에 적용하는 것을 추천합니다.

법칙 8 | 발의 아치가 걷기에 미치는 영향

우리는 흔히 발의 크기와 발 볼 정도만 중요하게 생각하는 경향이 있습니다. 아무래도 신발을 살 때 이 두 가지를 고려하기 때문이 아닐까 하는 생각이 드는데요. 이외에 우리의 움직임에 영향을 주는 것이 있습니다. 바로 아치입니다.

평발을 가진 사람들은 발의 아치가 안쪽으로 무너져 있습니다. 이런 분들은 발 아치의 무너짐을 보완해주는 깔창, 즉 인솔을 많이 사용하기도 합니다. 인솔을 사용하는 것도 좋은 방법이긴 하지만 근본적으로 접근하면 자신의 근육을 올바르게 사용해 발아치의 무너짐이 더 심해지지 않도록 발의 구조를 튼튼하게 만드는 것이 중요합니다.

그런 의미에서 평발을 가진 사람이 걷거나 러닝을 하면 건강에 도움이 될 수도 있겠지만 독이 되는 경우가 더 많습니다. 이미 발의 아치가 많이 무너져 있다면 발의 구조 또한 무너진 상태일 것이고 그로 인한 무릎과 골반의 틀어짐도 많이 발생했을 것이기 때문입니다[그림 8-1].

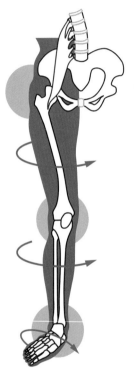

[그림 8-1] 평발을 가진 사람들의 다리
아치가 무너지기 시작하면서 정강이뼈와 무릎 고관절 등이
발의 아치가 무너진 방향으로 회전하며 틀어진다.

이런 사람들은 걷거나 러닝을 할 때 관절에 무리를 주는 방향, 즉 틀어진 방향을 따르게 됩니다. 틀어진 방향을 따라 관절에 무리한 손상을 주게 되고 특히 무릎의 내측 인대에 많은 손상을 주게 됩니다.

그래서 평평한 발을 극복하기 위해 무작정 걷거나 러닝을 하기보다는 발의 무너진 구조와 발목, 무릎 그리고 고관절을 바로 세우는 과정을 꼭 거쳐야 하고, 그 구조가 어느 정도 만들어지면 모든 하체의 근육이 서로 협응하며 올바른 방향으로 움직일 수 있게 움직임을 배운 후에 걷기와 러닝을 시작해야 합니다. 걷는 법보다 뛰는 법을 먼저 배우는 아이는 없습니다. 제대로 걷고 뛰기 위해선 제대로 움직이는 법이 먼저입니다.

몸의 균형이 맞지 않으면, 발목에 무리가 갈 수밖에 없다

"저는 어렸을 때부터 항상 왼쪽 발목만 삐어요. 처음에는 접지른 지 얼마 안 돼서 발목이 불안한가 했는데 그 이후로도 왼쪽만 그러더라고요. 인대가 늘어난 건지 운동화가 안 맞는 건지 잘 모르겠어요."

한 회원이 한쪽 발목만 삐는 게 고민이라며 찾아온 적이 있습니다. 사소하게 넘겼지만 발목을 접질리는 일이 반복되니 원인을 찾고 싶다고 했죠. 일상에서 운동할 때, 길을 걸을 때 발목을 삐어본 경험이 한 번쯤 있을 겁니다. 순간 다리에 힘이 풀리며 발을 헛딛었을 수도 있고, 돌멩이에 걸려 그랬을 수도 있습니다. 우리가 발목을 삐는 이유는 정말 다양하지만 대부분 일시적이고 증상이 가벼워 스스로 부주의했다고 여기며 대수롭지 않게 넘기곤 하

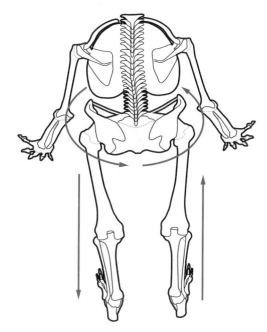

[그림 9-1] 골반의 회전으로 달라진 높낮이

죠. 발목이 자주 삘 때는 약해진 인대 탓으로 돌리기도 하고요.

하지만 인대 탓으로 돌리기 전에 우리 골반의 중심이 두 다리 중 어느 쪽 다리에 많이 실려 있는지를 체크해봐야 합니다. 골반과 척추는 항상 정면의 앵글이 맞아야 합니다. 함께 바라보는 면이 같아야 중심을 잘 잡을 수 있죠. 하지만 골반과 척추가 비틀리면 골반은 회전을 하게 되고, 골반의 높낮이가 달라지면서 두 다리 중 한쪽 다리에 체중이 실릴 수밖에 없습니다.

예를 들어 오른쪽 골반이 앞으로 회전하게 되면 오른쪽 고관절은 관절면을 따라 몸통 쪽으로 회전하게 됩니다[그림 9-1]. 틀어진 골반의 영향으로 오른쪽 다리가 더 짧아지게 되고 무릎과 발목이 점점 틀어지며 발목의 안정성이 많이 저하되게 되는 것이죠.

그래서 골반이 틀어져 높낮이가 달라지면 걸을 때 한쪽 다리가 짧은 느낌을 받게 됩니다. 실제로 누워서 다리 길이를 체크해보면 다리 길이가 다름을 볼 수 있죠[그림 2-6 참고].

한쪽 골반이 지면에서부터 높아진 상태이기 때문에 다리가 하체를 지지하고 서기 위해 발목을 세워 체중 중심을 잡게 되는데, 이때 발목은 중심이 발 바깥쪽에 실린 회외(Supination) 형태로 틀어지게 됩니다. 다리 길이가 달라지면 짧아진 쪽의 발목이 더 많이 틀어지는 이유이죠[그림 9-2].

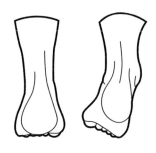

[그림 9-2] 오른쪽 발목의 회외
중심이 발바닥의 바깥날에 실려 있어 발목의
바깥쪽 인대에 무리를 주게 된다.

회외된 형태의 발목은 바깥쪽 인대가 늘어나는 형태로 틀어져 있기 때문에 발목을 삘 가능성이 높으며, 발목을 한번 삐게 되면 인대가 약해집니다. 근본적으로 골반 균형의 문제를 해결하지 못했기 때문에 이 상태로 걷게 되면 지속적으로 한 쪽에 체중이 실려 같은 부상을 입기 쉬운 것이죠. 그러니 계속 같은 발목을 삔다면 골반과 발목의 모양을 살펴보며 몸이 틀어지진 않았는지 체크해 보기 권합니다. 또한 발바닥의 안정성을 잡을 수 있는 운동을 통해 발목의 안정성도 잡아야 합니다.

정강이 통증, 부위에 따라 원인도 다르다

아무 도구도 없이 장소도 크게 가리지 않고 할 수 있는 것이 걷기입니다. 하지만 오래 걷거나 빠르게 걷다 보면 정강이 쪽에서 통증이 느껴지는 경우도 있습니다. 정강이 통증의 원인을 찾기 위해선 통증이 오는 부위를 정확히 짚어볼 필요가 있습니다. 정강이 통증은 뼈에서 발생하는 것과 정강이뼈 옆에 있는 근육에서 발생하는 것으로 나누어 볼 수 있습니다. 정강이뼈 자체에서 오는 통증은 피로골절로서 한 다리로 점프하는 동작 등을 지나치게 많이 했을 때 나타납니다. 이때는 휴식을 취하면 통증이 완화됩니다.

다음으로 정강이뼈 옆 근육에서 나타나는 통증은 주로 전경골근과 장지신근에서 많이 나타납니다. 전경골근은 발목을 안쪽으로 굽힐 때 사용하는 근육으로 발바닥의 바깥날로 걷는 요족형(발의 아치가 보통의 경우보다 더 움푹 들어간 모양) 발목의 사람들은

전경골근을 과하게 수축합니다[그림 10-1]. 장지신근은 이와 반대
작용을 합니다.

발의 아치가 무너지면서 평발로 발달된 발목은 전경골근이 많
이 약화되어 있습니다. 그래서 걸을 때 발바닥 안쪽에 체중이 실
리게 되죠. 평소에 운동을 꾸준히 해 발바닥의 기능과 발목의 가
동성을 올바르게 가지고 있다면 이 두 근육을 적절하게 사용할 수
있습니다[그림 10-2].

우리가 발등을 올리는 행위를 족배굴곡이라고 하는데 이때 발

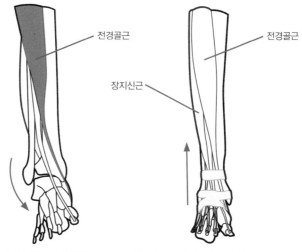

[그림 10-1] 전경골근
발바닥을 안쪽 방향으로 향하도록
굽혀줄 때 수축한다.

[그림 10-2] 전경골근과 장지신근이
함께 수축하면 형성되는
발목의 올바른 각도

등은 전경골근과 장지신근의 상호보완적인 수축 형태로 발등을 들어주게 됩니다. 하지만 발목이 요족이나 평발 형태로 틀어져 있다면 두 힘의 균형이 깨지며 한 근육에만 지나치게 의존하게 됩니다. 이러한 상태에서 오르막길을 걷거나 발등을 들고 있어야 하는 운전 등의 행위를 오래 하면 전경골근과 장지신근 부근에 불편감을 느낄 수 있습니다. 장지신근이 문제라면 발등의 엄지를 제외한 네 발가락 쪽의 발등까지 통증을 느끼고, 전경골근의 문제라면 엄지발가락 쪽의 발등까지 통증을 느끼게 됩니다[그림 10-3].

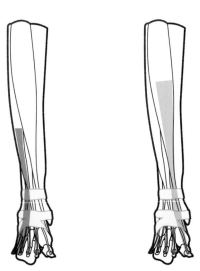

[그림 10-3] 장지신근에 문제가 발생했을 때의 통증 부위(왼쪽)와
전경골근에 이상이 있을 때의 통증 부위(오른쪽)

이 근육들을 과도하게 사용해서 통증이 발생했다면 전경골근과 장지신근을 눌러주는 스트레칭과 폼롤러나 마사지볼을 이용한 마사지로 풀어주면 됩니다. 스트레칭과 마사지는 자극이 적게 오는 순서부터 진행해 처음에는 앉아서 마사지하고, 두 번째는 서서 스트레칭하고, 세 번째는 다시 마사지볼을 이용해서 마사지하는 것을 추천하며, 이 근육들을 처음 마사지하게 되면 통증이 심할 수 있으니 너무 강하지 않은 강도부터 시작하길 바랍니다.

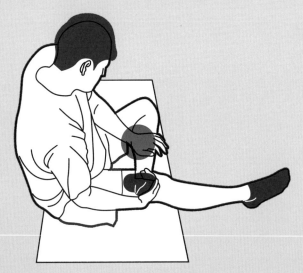

운동

exercise

① 한쪽 다리를 다른 다리 위에 올려 자세를 잡아준다.
② 한쪽 손은 올린 다리의 발등을 감싸 몸쪽으로 당겨 주고, 한쪽 손으로는 정강이 뒤
　쪽을 밀어준다.
③ 정강이뼈 옆에 튀어나온 근육들이 이완되는 느낌을 확인한다.

움직임의 법칙

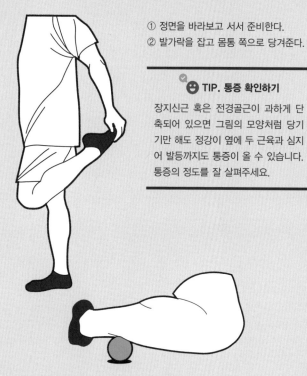

① 정면을 바라보고 서서 준비한다.
② 발가락을 잡고 몸통 쪽으로 당겨준다.

😀 **TIP. 통증 확인하기**

장지신근 혹은 전경골근이 과하게 단축되어 있으면 그림의 모양처럼 당기기만 해도 정강이 옆에 두 근육과 심지어 발등까지도 통증이 올 수 있습니다. 통증의 정도를 잘 살펴주세요.

① 무릎을 꿇고 엎드린다.
② 전경골근과 장지신근 중 더 딱딱하게 굳어있는 근육을 정강이 위쪽부터 발목뼈 위쪽까지 천천히 마사지해 준다.

😀 **TIP. 마사지 부위 확인하기**

정강이뼈 바로 옆에 있는 큰 근육은 전경골근, 가쪽에 있는 작은 근육은 장지신근입니다. 마사지 볼을 이용할 때는 정강이뼈 옆에 전경골근과 장지신근 두 근육을 잘 구분해 마사지해 주세요.

하체가 아픈 원인은
하체에만 있지 않다

발바닥과 발가락, 정강이까지 살펴봤다면 이제 정강이 뒤쪽인 종아리를 살펴볼 차례입니다. 종아리는 발뿐만 아니라 상체를 함께 살펴보아야 합니다.

우리가 걸음을 걸을 때는 발뒤꿈치가 땅에 닿을 때 상체의 체중이 같이 실려야 합니다. 하지만 등과 척추, 목의 상태에 따라 체중이 다르게 실릴 수 있으며, 여러 체형 중 상체의 중심이 골반 뒤쪽에 쏠리는 스웨이백(Swayback) 체형일 때 특히 종아리 통증이 발생할 수 있습니다[그림 11-1].

스웨이백 체형은 등이 뒤쪽으로 과도하게 굽어 있어 골반의 중심이 앞으로 나가며 상체의 중심이 뒤쪽으로 빠지는 모양입니다. 낚싯대를 생각하면 힘의 원리를 좀 더 쉽게 이해할 수 있습니다. 물고기가 미끼를 물면 낚싯대에 당겨지는 힘이 가해지며 끝

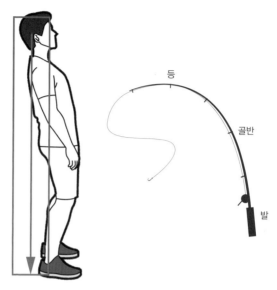

[그림 11-1] 스웨이백 체형
골반이 앞으로 쏠리고 상체와 머리는 골반의 뒤쪽으로 가는 체형

부분부터 큰 곡선을 그리며 휘게 됩니다. 그리고 그 힘에 끌려가지 않기 위해 우리는 쥐고 있는 손잡이 부분에 더 힘을 주고 버티게 되죠. 휘어진 낚싯대는 우리의 등, 꼿꼿하게 버티는 손잡이 부분은 우리의 발과 종아리입니다.

이 상태로 걷게 되면 발뒤꿈치에서 발 앞쪽으로 움직임을 옮겨갈 때 앞발에 체중을 싣기 힘듭니다. 그래서 앞발이 지면에 닿았을 때 뒤쪽에 남아 있는 상체의 중심을 앞으로 밀어내기 위해 앞꿈치에 많은 힘을 주게 되고 뒤쪽 종아리에 더 많은 힘의 부하가 실리게 됩니다.

그리고 이러한 체형은 무릎과 발목의 방향이 틀어져 있을 가능성이 상당히 높습니다. 무릎과 발목의 방향이 틀어져 있다면 발바닥의 기능과 종아리의 기능이 현저히 떨어진다고 이야기 드렸습니다. 결국 기능을 잃은 발바닥의 몫까지 종아리가 부담하게 되고, 종아리는 업무 부담이 가중된 상태에서 상체의 중심을 앞으로 밀어내야 하는 중책까지 떠맡게 되는 것입니다. 그야말로 혹사를 당하는 것이죠.

이렇게 종아리가 혹사당하면 우리 몸도 피곤함을 느끼게 됩니다. 집에 가서도 제대로 된 스트레칭이나 마사지를 하기 힘들죠. 근육의 피로는 제대로 풀리지 못한 채 쌓여있고, 다음날 그리고 또 다음날 시간이 흐르며 점점 더 기능을 잃게 되겠죠.

종아리의 기능이 떨어지게 되면 아래쪽으로 쏠린 혈류를 다시 심장 쪽으로 보내는 제2의 심장 역할을 잘하지 못하게 됩니다. 부종이 점점 쌓이고, 다리는 두꺼워지며 피부의 탄성이 떨어져 손으로 종아리를 꾹 눌렀다 뗐을 때 피부가 돌아오는 시간이 오래 걸릴 정도로 붓게 됩니다.

그렇게 되지 않기 위해서 가장 우선적으로 해야 할 것은 지친 종아리를 풀어주는 것입니다. 집에 가서 바닥에 누워 다리를 심장보다 높은 쪽에 올려두고 약 15분 정도 쉬는 것만으로도 다리 쪽 혈액이 순환되어 종아리의 피로도를 줄여 줄 수 있습니다. 또는 종아리를 늘려주는 스트레칭이나 발바닥 마사지로도 피로도를 많이 줄여줄 수 있습니다. 무엇보다 근본적인 해결을 위해서는 골반 위치와 척추의 위치를 바로잡아 올바른 체형으로 만들어 주는 것이 중요합니다.

법칙 12 | 걸음걸이는 신발 밑창에 묻어난다

THE LAWS OF MOTION

사람마다 체형이 다르듯 걸음걸이도 모두 다릅니다. 발에 힘을 많이 주지 않고 터벅터벅 걷는 사람도 있고, 보폭을 좁게 해 종종 걷는 사람도 있습니다. 그리고 걸음걸이를 얘기하면 빼놓을 수 없는 것이 바로 '팔자걸음'입니다.

팔자걸음은 양쪽 발끝이 몸의 중심선에서 지나치게 바깥쪽을 향하는 걸음을 말합니다. 발 모양이 여덟 팔(八) 모양과 닮았다 하여 팔자걸음이라고 부르며 양반이 뒷짐을 지고 걸을 때 발끝이 벌어진 모습과 비슷해 양반걸음이라고 표현하기도 합니다.

이 걸음은 결론적으로 말하면 정강이뼈와 넓다리뼈가 서로 지나치게 틀어져 있을 때 발생합니다. 팔자걸음으로 걷는 사람들을 살펴보면 대부분 다리 모양이 활 모양으로 휜 내반슬 형태로 되어 있습니다[그림 12-1].

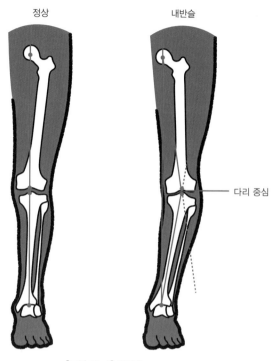

정상   내반슬

다리 중심

[그림 12-1] 내반슬
다리의 중심이 발바닥 바깥쪽에 실린다.

내반슬은 '오다리'라고 부르기도 하며 좌식 생활이 발달한 우리나라에서 흔히 볼 수 있는 다리 형태입니다. 우리나라는 일명 양반다리, 가부좌를 틀고 앉아 생활을 할 때가 많은데 이 자세로 앉아 있을 때 우리의 골반은 뒤로 누운 형태가 되고, 이를 골반의

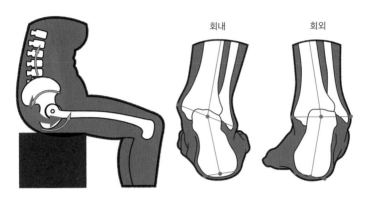

[그림 12-2] 골반후방경사   [그림 12-3] 발목의 회내와 회외

회내   회외

후방경사라고 이야기합니다[그림 12-2].

골반이 후방경사되면 고관절이 몸의 바깥쪽 방향으로 외회전되고, 고관절과 정강이뼈의 중심 각도가 서로 어긋나게 되면서 발바닥의 중심선이 발바닥의 바깥날 쪽으로 이동하게 됩니다. 그래서 발목이 회외된 모양이 되는데[그림 12-3], 이는 우리가 발바닥을 지면에 디딜 때 발바닥의 바깥 면이 지면에 끌리면서 닿게 만듭니다. 그래서 이런 체형은 신발의 바깥 면만 지속적으로 닳게 되는 것입니다.

평소 자신의 체형이 틀어졌는지 바른지 감이 잘 오지 않는다면 신발 밑창을 살펴보세요. 신발 밑창을 통해 체형을 짐작해 볼 수 있을 겁니다.

법칙 13 | 제대로 걷기에는 알맞은 준비물이 필요하다

운동화를 살 때 워킹화와 러닝화, 테니스화 등 운동에 따라 따로 분류해 놓은 걸 보신 적 있으실 겁니다. 헬스장을 이용하거나 가벼운 러닝을 시작할 때는 큰 고민 없이 워킹화나 러닝화를 고르곤 하는데요. 이 신발들은 어떤 점을 기준으로 나뉘는 걸까요? 답은 바로 신발 밑창에 있습니다.

우리가 걷기 동작을 할 때 뒤꿈치가 지면에 닿는 지점을 힐 스트라이크(Heel strike)라고 하고 발이 지면에서 떨어지는 지점을 토 오프(Toe-off)라고 합니다[그림 13-1]. 힐 스트라이크에서 토 오프까지의 단계에서는 발바닥 내재근이 탄성을 가지고 이완과 수축을 반복해야 합니다. 우리가 맨발로 걸을 때는 이러한 수축과 이완은 자연스럽게 잘 이루어지지만 신발을 신게 되면 어떤 신발을 신었나에 따라 움직임 크게 달라질 수 있습니다.

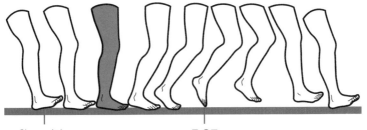

힐 스트라이크   토 오프

[그림 13-1] 걷기의 단계

운동화를 신고 걸었을 때와 구두를 신고 걸었을 때를 떠올려 보세요. 운동화는 발바닥 움직임에 따라 신발 밑창이 수축과 이완을 반복하죠. 기능성 러닝화는 신발 바닥이 잘 구부러지는 탄성 있는 소재로 제작되어 움직임을 보조합니다[그림 13-2].

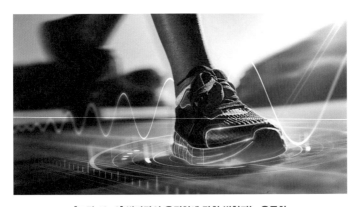

[그림 13-2] 발바닥의 움직임에 맞춰 변형되는 운동화

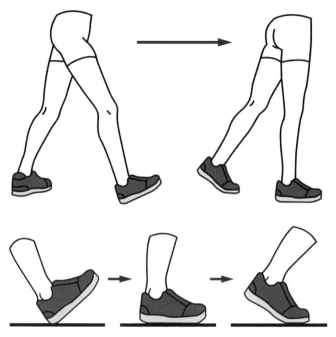

[그림 13-3] 올바른 걷기
신발의 굽이 두꺼워지면 힐 스트라이크 지점에서 발목의 입사각이 줄어든다.

하지만 구두는 바닥 면이 잘 늘어나지 않습니다. 특히 통굽은 신발의 굽이 두껍기 때문에 마치 나막신을 신은 듯 발목의 움직임을 극히 제한하게 됩니다. 우리 발목은 힐 스트라이크 지점에서 약 90도를 유지하는 것이 좋은데 굽이 높은 신발을 신게 된다면 발목의 움직임 각도가 확보되지 못하는 것이죠[그림 13-3].

이렇게 통굽 신발을 신게 되면 내재근이 제대로 수축과 이완을 하지 못하고 발바닥의 추진력을 잃게 됩니다. 발목의 움직임 각도도 확보하지 못해 발바닥의 추진력을 대체해야 할 종아리도 힘을 얻지 못해 부담만 더욱 가중됩니다. 결국 종아리에 무리가 가면서 과도하게 뭉치고 묵직하게 느껴지는 현상이 발생하게 되는 것입니다.

앞에서 신발의 밑창으로 체형을 살펴봤다면 이번에는 신발 밑창이 걷기 적정한지 살펴보세요. 구두나 밑창이 딱딱한 운동화를 신었다고 걷기를 못하는 건 아니기 때문에 가볍게 여길 수 있습니다. 물론 한두 번은 신체에 큰 영향을 미치지 않을 겁니다. 하지만 이런 부담이 발바닥에 지속적으로 가해지면 무리가 갈 수밖에 없습니다. 이왕 걸을 마음을 먹었다면 준비물을 제대로 준비해 운동 효과를 높이는 것도 좋습니다.

발 운동

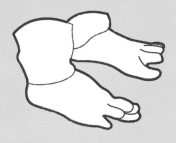 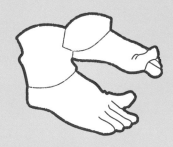

① 편히 앉은 상태에서 네 발가락은 바닥에 붙인 채 엄지발가락만 들어준다.
② 다음은 반대로 엄지발가락을 바닥에 붙인 채 나머지 네 발가락을 들어준다.
③ 두 동작을 반복한다.

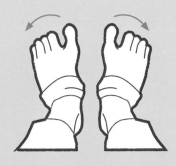

① 편히 앉은 상태로 발뒤꿈치만 바닥에 닿게 발을 세워준다.
② 엄지발가락을 제외한 네 발가락을 들어준다.
③ 그 상태로 발목을 바깥쪽으로 꺾으며 들어준다.

The Laws of Motion

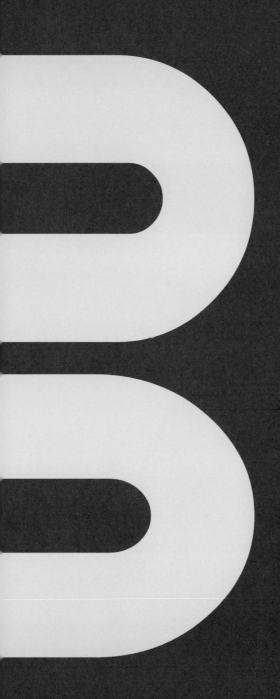

3장

우리 몸을 지탱하는 버팀목, 무릎

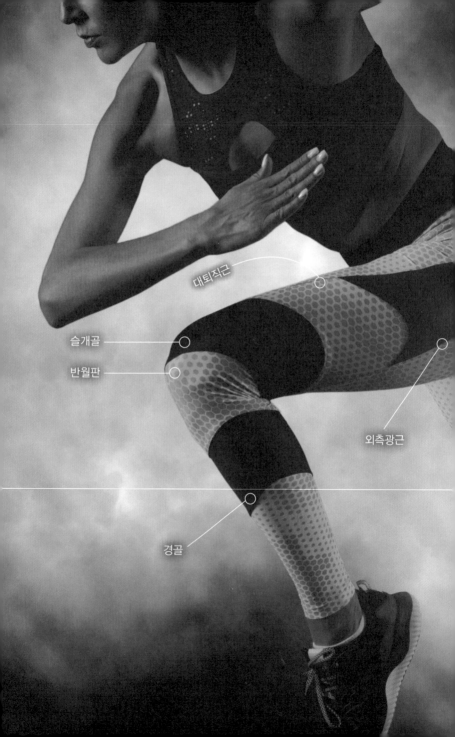

대퇴직근

슬개골

반월판

외측광근

경골

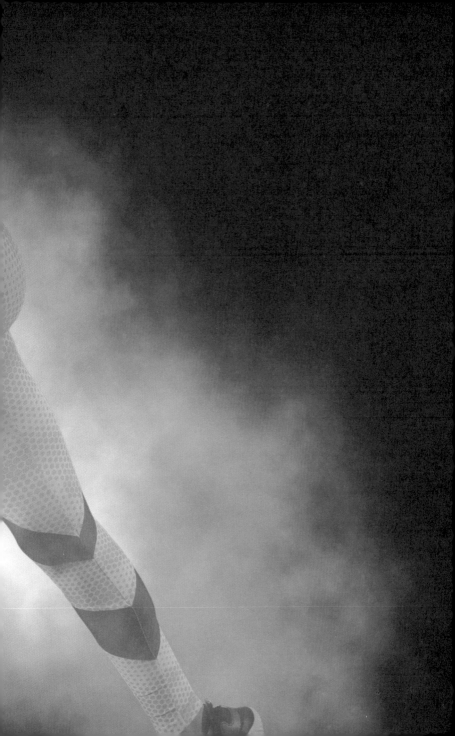

법칙 14 | 무릎 고쳐 쓰고 다시 쓰기, 빠르면 빠를수록 좋다

기상청만큼이나 비 소식을 정확히 알아채는 신체 부위가 있습니다. 바로 무릎 관절입니다. 비가 내릴 때가 되면 "비가 오려나 무릎이 쑤시네"라고 말하기도 하고, '무릎이 쑤시면 비가 온다'라는 옛말도 있죠. 실제로 비가 오면 평소보다 대기압이 낮아지고 관절에 가해지는 압력이 증가하여 통증도 심해지는 것이지요. 움직일 때나 가만히 있을 때나 항상 우리 몸을 지탱해 주는 무릎은 허벅지뼈인 대퇴골, 종아리뼈인 경골, 무릎 앞면의 슬개골로 구성되어 있습니다. 이를 전방십자인대, 후방십자인대 등이 붙잡아 고정하며 안정성이 유지되는 것이죠. 또 대퇴골과 경골 사이에 반달 모양의 연골인 반월상 연골판이 있어 관절운동을 원활히 하는 데 도움을 줍니다[그림 14-1].

무릎은 걸을 때 외에도 우리가 쪼그려 앉을 때, 달릴 때, 자전

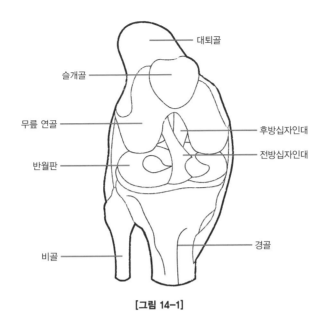

대퇴골

슬개골

무릎 연골

후방십자인대

전방십자인대

반월판

경골

비골

[그림 14-1]

거를 탈 때 등 다양한 상황에서 다리 운동을 돕는 역할을 합니다. 하지만 노화를 겪으며 무릎 관절은 점차 퇴화하고, 무리한 운동으로 무릎 연골이 마모되면 다시 재생되지 않기 때문에 무릎을 걱정하는 분들도 많습니다.

젊은 층에서는 다리 사이가 심하게 벌어져 자신이 오다리가 아닌지 보여지는 체형을, 노년층에서는 무릎관절 통증을 걱정하는 경우가 많은데 이들이 공통적으로 묻는 질문이 바로 '무릎도 교정할 수 있나요?'입니다. 결론부터 말씀드리면 충분히 교정할

움직임의 법칙

수 있습니다.

　다만 하루라도 더 젊은 나이에 운동을 시작해야 무릎을 교정하는 데 도움이 됩니다. 무릎은 모든 일상생활에서 정말 많이 사용하는 부위이기 때문에 무릎이 틀어진 채로 생활하다 보면 관절 움직임과 근육의 쓰임이 잘못된 상태로 고착화되기 쉽습니다. 그리고 무릎은 노화를 겪으며 무릎 인대는 약해지고 회복력도 떨어지기 때문에 인대와 근골격계의 회복이 더 좋을 때 운동을 통해 균형을 잡는 것이 고착화를 막고 더 좋은 효과를 볼 수 있는 것입니다.

　또 한 가지 강조하고 싶은 건 운동으로 좋아진 상태를 유지하기 위한 새로운 습관입니다. 체형을 바로잡는 운동을 했다고 '운동을 했으니 이제 체형 교정되겠다!'라고 끝내는 것이 아니라 운동을 해서 좋아진 상태를 내 것으로 만들기 위해 운동했던 관절의 방향과 근육의 움직임을 몸에 새로 입히고, 습관으로 만드는 것이 중요하다는 것이죠.

　만약 열심히 운동을 했다고 하더라도 원래의 안 좋은 습관으로 다시 생활한다면 그만큼 효율도 떨어지고, 언젠가 다시 체형이 틀어질 수 있습니다. 그래서 교정이란 단순히 운동을 통해서 내 몸의 균형을 잡는 과정이 아닌 잘못된 습관까지 근본적으로 개선하려는 노력이 뒷받침되어야 한다고 할 수 있습니다.

　저는 제 회원들에게 운동을 처음 알려줄 때부터 끝날 때까지

이 부분을 계속 강조합니다. 지금 배우는 운동의 움직임을 일상생활에서 계속 적용해야 하고, 그 움직임이 자연스러울 때까지 스스로 계속 반복하고 인지해야 한다고요. 그래야 배운 운동을 비로소 자신의 것으로 만들고, 진정한 의미의 교정이 될 수 있는 것이죠.

다시 본론으로 돌아오면 무릎은 운동으로 충분히 교정할 수 있지만, 그 상태를 지속적으로 유지할 수 있도록 일상생활에서의 자세를 항상 신경 쓰도록 노력해야 한다는 것입니다.

한 번은 30대 남성 회원을 길에서 우연히 마주친 적이 있습니다. 자세 교정을 중점으로 수업하고 있었는데 생각보다 진행이 더뎌 고민이었던 회원이었죠. 하지만 그 고민은 회원을 마주친 날 해결되었습니다. 길에서 마주한 그 회원은 수업 시간에 걷기 연습할 때와는 전혀 다른 모습으로 길거리를 걷고 있었습니다. 안에서 걷기 교정을 할 때는 올바른 형태로 하다가 밖에 나와서는 원래 걷던 걸음걸이로 걷고 있어 진행이 더뎠던 것이죠. 다음 수업 시간에 회원의 평소 걸음걸이에 관해 설명하며 수업이 아닌 일상에서도 걷기 연습했던 것처럼 걷도록 노력해야 한다고 인지시켜주었습니다. 그 이후에 빠른 속도로 걸음걸이가 교정되며 체형도 빠르게 변했죠. 회원 스스로 평소 걸음걸이를 인지하지 못하고 있었다며 새로 깨닫게 되는 계기였다고 말했습니다. 무엇보다 중요한 건 습득한 걸 평소에도 적용하는 것입니다.

법칙 15 | 걷거나 뛸 때 아프면 일단 멈춰라

지금까지 반복해서 이야기하는 건 일상에서의 꾸준한 실천입니다. 하지만 빨리빨리의 민족답게 사소한 습관의 변화로는 만족하지 못하고 당장 큰 변화를 느끼고 싶은 마음에 무작정 걷기와 뛰기를 시작하는 경우도 많습니다. 걷기와 뛰기 모두 체형을 바로잡기 위한 연습으로 좋지만 오래 걷거나 뛰었을 때 무릎이 아프다면 우선 그러한 행위를 멈춰야 합니다. 통증은 무언가 잘못되었다는 신호이니, 통증이 발생했다면 병원을 방문하는 것이 1순위입니다. 무릎의 염증에 의한 것이든 퇴행에 의한 것이든 의사의 진단에 따라 치료를 받아야 합니다.

하지만 검사를 해보아도 이상이 없다거나 처방을 받았음에도 통증이 지속된다면 과긴장된 근육을 의심해 봐야 합니다. 체형에 따라서 무릎이 과신전되어 허벅지 근육이 과하게 수축되는 형태를

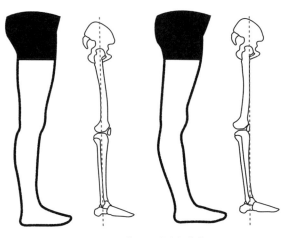

[그림 15-1] 바른 자세와 백니

보이기도 합니다. 바로 '백니(Back knee)' 체형이 그렇습니다. 백니
는 반장슬이라고 표현하기도 하는데 서 있을 때 골반의 중심선보
다 슬개골이 뒤쪽으로 밀려나 있는 체형을 말합니다[그림 15-1].

　바른 체형이라면 가만히 서 있을 때 골반의 중심에서 발끝까
지 수직으로 선을 그었을 때 복사뼈와 무릎의 중심이 그 선에 맞
닿아 잘 위치해 있어야 합니다. 하지만 여러 이유로 몸의 중심축
이 틀어지면 그에 대한 보상작용으로 무릎의 한가운데 있는 슬개
골이 중심선의 뒤쪽으로 밀려나는 것입니다. 일반적으로 골반이
전방경사화된 상태에서 골반을 앞으로 내미는 자세를 할 때 이런
보상작용 패턴이 생깁니다.

또 백니는 상체의 무너짐을 무릎 관절이 온전히 지지하고 있는 형태입니다. 무릎이 과하게 펴지면서 힘이 들어가고 허벅지 앞쪽에 있는 대퇴직근이 과하게 발달하면서 뒤쪽에 있는 햄스트링근은 더 약해지죠. 이렇게 허벅지 근육도 과하게 수축된 형태로 걷거나 뛰면 근육들이 과하게 긴장하고 개입하면서 통증이 발생할 수 있습니다. 등까지 당기고 굳는듯한 느낌을 받을 수도 있습니다.

그래서 자세를 바로잡고 싶다면 근본적인 원인으로 돌아가 척추의 중심선을 올바르게 만들어 체중이 잘 분산될 수 있게 하는 것이 가장 중요하고, 당장 통증을 줄여주고 싶다면 무릎 위쪽의 허벅지를 부드럽게 마사지해 긴장을 완화시키는 방법을 시도해보길 권합니다.

TIP. 무릎 건강을 망치는 습관은 어떤 게 있을까요?

무릎을 망치는 습관은 다양합니다. 쪼그려 앉거나 무릎 꿇은 자세로 오랫동안 있는 것은 무릎 건강에 좋지 않습니다. 앞서 말한 양반다리도 물론 좋지 않겠지요. 또한 움직일 때 하체의 움직임을 고관절과 무릎 그리고 발목의 세 관절의 운동성을 함께 가져가야 하는데 모든 동작을 무릎으로만 하는 경우가 있습니다. 이런 분들에게서는 특히 골반의 전방경사가 많이 나타나는데요. 고관절 및 발목 관절을 안 쓰게 되면서 모든 운동성을 무릎으로만 하기 때문에 무릎관절에 무리가 많이 오게 되고 그로 인한 통증을 많이 느끼게 됩니다. 이는 바로 위에서 말한 '백니' 현상과도 같다고 볼 수 있습니다.

법칙 16 | 무릎이 과신전되는 이유, 무릎은 골반과 함께 움직인다

어느 날은 수업이 끝나고 여성 회원과 날씨가 좋은데 어디 놀러 가시냐며 이야기를 나눴습니다. 나들이로 시작한 이야기는 어느새 나들이 옷으로 넘어갔고, 그 회원은 벚꽃 보러 갈 때 원피스를 입고 싶은데 오다리가 심해서 치마를 못 입겠다고 말했죠.

일반적으로 무릎 사이의 길이가 5cm 이상이면 오다리가 심각하다고 말합니다. 정면을 보고 섰을 때 무릎이 서로 안쪽을 바라보고 있다면 무릎이 과신전형 오다리로 변형된 것이죠. 여기서 신전은 펴는 동작을 말하며 과신전은 관절이 정상범위보다 더 많이 펴지는 것을 뜻합니다.

그렇다면 과신전은 왜 일어나는 것일까요? 그 원인은 골반에서 찾을 수 있습니다. 2장에서 양반다리를 하고 앉으면 골반이 뒤로 누우며 골반 후방경사가 일어날 수 있다고 말씀드렸습니다. 반대로 의자에 앉을 때 복부에 힘을 주지 않고 허리를 과하게 곧게 세우면 골반이 앞으로 기울 수 있습니다. 이를 골반 전방경사라고 합니다.

무릎이 과신전되는 과정을 살펴보면 먼저 골반이 앞쪽으로 기울면서 관절면의 모양에 따라 고관절이 몸의 안쪽으로 회전합니다. 고관절이 몸의 안쪽으로 회전하기 시작하면 무릎도 함께 우리 몸 안쪽으로 회전하기 시작합니다. 그 상태가 고착화되면 무릎이 원래 구부러지는 방향과 반대로 과하게 펴지게 되는 것이죠[그림 16-1].

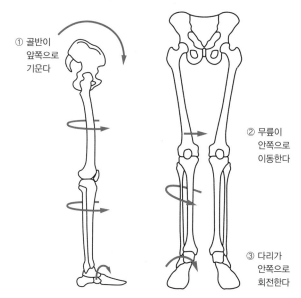

① 골반이 앞쪽으로 기운다

② 무릎이 안쪽으로 이동한다

③ 다리가 안쪽으로 회전한다

[그림 16-1] 골반의 전방경사로 인한 고관절 회전

또 골반이 앞으로 나가는 것도 원인이 될 수 있습니다. 골반의 중심이 앞으로 나가면 상체의 중심이 뒤쪽으로 빠지는 스웨이백 체형이 되며 과신전된 무릎의 형태를 보이게 됩니다[그림 16-2].

무릎이 안쪽으로 돌면서 과신전되면 무릎은 안쪽을 바라보게 되고, 무릎 사이의 공간은 넓어지게 됩니다. 점점 오다리의 형태를 보이게 되는 거죠. 이는 무릎의 형태를 변형시킬 뿐만 아니라

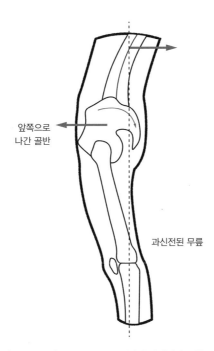

앞쪽으로
나간 골반

과신전된 무릎

[그림 16-2] 골반이 앞으로 나가며 과신전된 무릎

움직임의 법칙

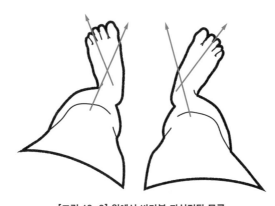

[그림 16-3] 위에서 바라본 과신전된 무릎
무릎이 바라보는 방향과 발목이 향하는 방향이 서로 엇갈린 형태를 보이게 된다.

걷을 때와 서 있을 때 발목과 무릎의 모양 또한 서로 반대로 틀어지게 만듭니다. 즉, 무릎이 안쪽 방향을 바라본다면 발목은 몸의 바깥쪽으로 틀어지게 되는 거죠[그림 16-3].

가만히 서 있을 때, 걷거나 집안일을 할 때 골반을 앞으로 빼고 서 있는 분들은 대부분 무릎 사이가 벌어져 있습니다. 이럴 경우 골반의 중심이 발 앞꿈치 쪽에 실리며[그림 16-4], 중심을 잡아 버티기 위해 종아리 근육에 실리는 하중이 커지고 종아리 근육에 피로가 발생하게 됩니다.

결론적으로 무릎 과신전은 골반의 전방경사와 골반의 중심이 골반 앞쪽으로 나오면서 많이 발생하며, 특히 여성에게서 많이 나

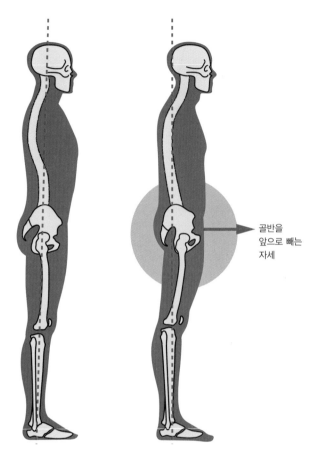

골반을
앞으로 빼는
자세

[그림 16-4] 골반을 앞으로 빼는 자세를 취했을 때 골반의 중심
골반이 앞으로 나오면 골반의 중심이 앞꿈치 쪽으로 이동한다.

타납니다. 설거지를 할 때, 굽이 높은 신발을 신을 때, 임신을 했을 때 등 골반을 앞으로 빼거나 세우는 형태의 자세를 많이 취하게 되기 때문이죠.

이러한 습관들이 오랜 시간 지속되면 관절의 형태는 그대로 굳어지게 되고, 그 영향은 무릎의 변형으로 이어집니다. 서로 맞물려 있던 무릎 관절이 불안정해지며 안정성이 깨져 부상의 위험이 증가하고, 악순환으로 무릎의 관절은 더 안 좋아지게 됩니다. 그리고 변형된 무릎은 우리의 발바닥까지 틀어지게 만들죠. 지금의 체형은 어느 순간 갑자기 만들어진 것이 아니라 오랜 시간 축적되어 만들어졌다는 것을 기억하세요. 잘못된 자세와 습관으로 만들어진 체형을 바로잡기 위해서는 꾸준한 노력이 필요하다는 것을요.

법칙 17 | 오다리에도 종류가 있다

무릎과 골반이 서로 영향을 준다면 오다리를 교정하기 위해서 골반만 살펴보면 될까요? 다 똑같아 보이는 오다리에도 종류가 있습니다. 첫 번째는 여러분들의 무릎이 서로 마주 보는 형태로 무릎이 내측으로 회전하면서 생기는 과신전형 오다리입니다. 이는 앞서 말했던 사례로 골반이 위로 상승하게 되면서 골반이 전방경사 되는 현상입니다. 옆에서 봤을 때 골반이 앞꿈치 쪽으로 쏟아지는 모양이죠[그림 17-1].

이러한 체형으로 발전하게 되면 흉부부터 골반까지 쭉 뻗어 있는 척추 기립근과 고관절 앞쪽에 위치한 고관절 굴곡근이 짧아지고, 반대로 골반을 붙잡고 있던 복근은 늘어가면서 햄스트링 근육 또한 늘어나는 형태를 보이게 됩니다.

고관절은 관절면의 모양에 따라 골반이 전방경사화되면서 앞

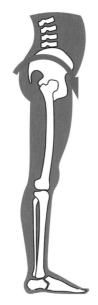

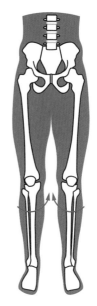

[그림 17-1] 골반의 전방경사　　　　[그림 17-2] 전방경사된 관절면을 따라
내회전하는 다리

으로 쏠아지는 형태가 되면 무릎이 서로를 보게 내회전하게 되고,
무릎이 과신전되며 무릎 사이에 점차 더 큰 공간이 생기면서 과신
전형 오다리로 발전하게 됩니다[그림 17-2]. 그래서 이러한 체형은
전방경사된 골반부터 중립의 위치를 바로잡아야 하며 무릎과 틀
어진 발목이 올바른 관절의 움직임을 보일 수 있도록 지속적인 운
동을 해줘야 합니다.

　　그리고 두 번째 체형은 내반슬형 오다리입니다. 이 체형 또한

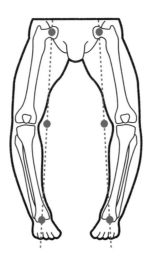

[그림 17-3] 무릎 관절이 바깥쪽으로 활처럼 휜 내반슬형 오다리

무릎 사이에 공간이 크게 존재하는 모양입니다[그림 17-3]. 내반슬형 오다리는 대부분 유아기 때 자연스럽게 생겼다가 없어지는데 후천적으로는 잘못된 자세 습관, 부갑상선 비대증, 변형성 골염, 골연화증 등 다양한 원인에 의해 변형될 수 있습니다.

또 이러한 형태는 노인들에게서도 많이 나타납니다. 나이가 들면서 뼈가 약해지고, 다리가 휘는 것이죠. 이처럼 뼈 모양 자체가 변형된 것은 원상태로 되돌리기 힘듭니다. 체형을 되돌리는 목적보다는 관절을 보호하는 목적으로 근육운동을 통해 지속적인 관리를 해줘야 합니다.

움직임의 법칙

법칙 18 | 무릎 살, 살이 아닌 혈액순환이 문제다

여러분은 하루에 몇 시간 정도를 앉아서 보내시나요? 또 운동하는 시간은 얼마나 되나요? 우리가 걷거나 뛸 때, 앉았다가 일어날 때 하체의 근육은 열심히 일을 합니다. 신체 활동을 반복하면 점점 근육이 증가하며 심장에서 나왔던 혈류가 신체의 각 부위로 퍼지게 되고, 다리로 흘렀던 혈류와 부유물들은 다시 심장으로 돌아오게 됩니다.

하체 운동을 강조하는 이유가 바로 여기 있죠. 하체 근육이 심장으로부터 내려온 혈류를 근육의 수축과 이완을 통해 지구의 중력을 이겨내고 다시 심장으로 올려보내는 역할을 하기 때문입니다.

하지만 공부하느라 일하느라 나이가 들어서는 힘이 부족해서 우리의 신체 활동이 줄어들고 앉아서 보내는 시간이 길어지다 보면 근육은 발달하지 못하고 자연스럽게 상하체의 순환이 줄어들게 됩니다. 신체의 대사가 떨어지는 것입니다.

실제로 운동을 배우러 오는 분들 중에 무릎 살로 고민하는 분들을 보면 대부분 무릎 살만 톡 하고 튀어나와 있지 않습니다. 허벅지와 종아리를 만져보면 무릎과 함께 하체 근육 자체가 현저하게 없습니다. 무릎에는 둥글게 튀어나온 부분 위에 안쪽으로 파인 부분이 있는데 지방이 늘고 근육이 줄면서 이 부위에 지방이 쌓이고, 피부의 탄력성이 떨어지면서 중력에 의해 아래로 처지며 무릎 살로 보이게 되는 것입니다. 한 마디로 근육이 없어 근육과 피부 사이에 탄력이 떨어지면서 피부가 처지고 무릎 살이 많아 보이게 되는 것이죠.

그래서 톡 튀어나온 무릎 살이 고민이라면 하체 운동을 통해서 전체적인 근육을 만들어 줄 필요가 있습니다. 특히 대퇴사두근, 햄스트링의 움직임을 통해 하체의 쓰임을 제대로 할 수 있도록 만들어 주면 좋습니다. 이 두 근육을 잘 발달 시키면 하체에 근력이 생기면서, 하체 볼륨감은 줄어들지만 근육이 잡혀 상하체의 균형을 맞춰주는 효과도 볼 수 있습니다.

비단 무릎 살뿐만 아니라 팔뚝 살, 허벅지 살 등등 많은 분들이 내 몸의 한 부위만 지나치게 살이 찐다고 생각하실 거예요. 하지만 우리 몸은 한 부위에만 볼록하게 지방이 쌓이진 않습니다.

움직임의 법칙

빼는 것 역시 한 부위만 타깃팅 해 뺄 수 없지요.

　살이 많이 쪘다고 생각하는 부위를 보면 골격근이 비틀어져서 순환이 안 되는 경우이거나 그로 인해 근육의 가동성이 좋지 않아서 부종 등이 많이 쌓여 있는 경우입니다. 그걸 살로 표현하는 것이죠. 그래서 '여기만 살이 쪘으니 이 부위만 운동해서 빼야겠다!'가 아닌 '이 부위의 가동성이 좋지 않아서 순환이 잘 안되는 거구나, 전체적으로 운동하면서 이 부위의 가동성을 살려줘야지!'라고 생각하시는 게 내 몸을 올바르게 이해하는 방법입니다.

　볼록하게 솟아오른 무릎 살을 보며 무릎의 탓만 하지 마시고 하체가 제대로 순환되지 못해서 생긴 일종의 부종 같은 거라고 생각해보세요. 하체의 근력을 원활히 잘 사용할 수 있도록 대퇴사두근을 가볍게 자극시켜주는 운동부터 시작해 보면 도움이 될 것입니다. 앉아서 발차기하듯 발을 앞으로 쭉 뻗어주는 동작도 많은 도움이 되고 일상에서 쉽게 따라 할 수 있으니 내 몸을 바로잡을 수 있는 사소한 습관들을 몇 가지 정해 꾸준히 따라 해 보세요.

법칙 19
자세를 바로잡고 싶다면 한 시간에 한 번은 일어나라

무릎관절은 나이가 들면서 퇴행합니다. 무릎을 다시 살펴보면 허벅지뼈와 종아리뼈가 슬개골과 부드럽게 맞물려 움직일 수 있도록 뼈를 연골이 감싸고 있습니다. 그리고 허벅지와 종아리뼈의 움직임을 도와주는 부분이 또 있습니다. 바로 반월상 연골판입니다. 반월상 연골판은 반달 모양의 판으로 두 뼈 사이에 껴서 움직임을 도와주죠. 반월상 연골판은 무릎의 회전, 비틀림을 감당하기 때문에 많이 사용할수록 충격이 누적되어 파열되기도 합니다.

이런 퇴행을 막기 위해서는 하체 근력 운동이 필수적이라고들 합니다. 이제는 누구나 다 알 정도의 정론이 되었죠. 하체 운동을 하게 되면 허벅지 근육과 그와 연결된 인대가 무릎을 보호해 주고 무릎관절의 유연성도 증가되면서 무릎의 기능을 오래 유지할 수 있습니다.

문제는 우리가 무릎을 쓰는 습관을 잘못 가지고 있을 때입니다. 이럴 경우 운동을 많이 한다고 하더라도 무용지물이 될 수 있습니다. 무릎을 잘못 쓰는 자세 중 대표적인 예가 좌식 문화에 있습니다. 바로 양반다리입니다. 양반다리를 하고 오래 앉아 있게 되면 골반의 높낮이가 달라지고 고관절의 움직임도 달라지게 됩니다. 체중이 한쪽으로 지나치게 쏠리면서 양쪽 무릎의 변형을 일으키는 것이죠.

또한 서 있을 때 짝다리를 짚는 습관, 배를 내밀고 서 있는 습관, 의자에서 한쪽 다리만 올리고 있는 습관 등 골반과 무릎을 틀어지게 만드는 자세들을 일상에서 흔히 볼 수 있습니다.

자세를 바로잡고 싶다면 1시간에 한 번씩 자리에서 일어나 5분만이라도 골반을 스트레칭해주는 습관을 가지세요. 또 서 있을 때는 배를 내밀지 않도록 아랫배를 몸통 쪽으로 밀착시켜 당겨주고, 등을 펴서 힘을 주어 버티는 연습을 해보세요. 이런 작은 습관이 모이면 큰 효과를 볼 수 있습니다.

습관까지 잡았다면 운동으로 근육을 만들어주면 좋습니다. 하지만 운동을 과하게 하면 오히려 무릎 건강을 해칠 수도 있습니다. 특히 근골격계가 틀어진 상태에서 달리기를 많이 한다거나 급한 마음에 무리하게 중량을 높여 스쿼트를 하는 등 과한 운동을 하면 오히려 부상을 입을 수 있습니다. 또 무릎의 퇴화도 가속화시킬 수 있으니 자신의 상태를 자세히 확인한 후 주의할 필요가 있습니다.

　운동은 우리 몸의 수준에 맞게 내가 최대로 할 수 있는 능력에서 70~80% 정도를 유지하며 하는 것이 가장 좋습니다. 이는 몸에 좋은 스트레스를 줄 수 있고, 부상의 염려도 없습니다. 아무리 건강한 운동이라도 잘못하면 독이 될 수 있다는 걸 꼭 명심하고, 뚜렷한 목표를 위해 훈련을 하는 것이 아니라면 자신의 몸을 과대평가하지 않고 적정선의 운동을 해야 합니다.

　그렇다면 적정선의 운동은 어느 정도 강도의 운동인지 궁금해질 겁니다. 성인 기준 걷기는 일주일에 3~4회 정도, 1회당 시간은 30~40분이 적당하며, 약간 숨이 차는 정도의 '중간 빠름' 정도의 걷기를 하는 것이 좋습니다. 러닝 또한 횟수와 시간은 동일하게 하되 가볍게 뛰어 주는 정도가 좋습니다.

　그리고 맨몸 운동으로 스쿼트를 한다면 일주일에 이틀 정도, 한 번 할 때 10개씩 5세트, 총 50개 정도만 해줘도 근골격계는 잘 유지될 수 있습니다. 매일매일, 하루에 몇 시간씩 하는 거창한 운동이 아니더라도 이런 작은 실천이 근골격계를 건강하게 만든다는 것을 기억하세요.

근막이완 스트레칭

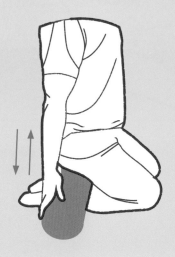

[종아리]
① 무릎을 꿇고 폼롤러를 뒤꿈치 바로 위 아킬레스건에 올린다.
② 몸을 좌우로 움직이며 종아리를 풀어준다.
③ 마지막으로 폼롤러를 잡고 상체를 곧게 세워, 가슴을 펴 등을 조였다 풀어주며 호흡한다.
④ 상체를 곧게 세우고 가슴을 편 상태로 몸을 좌우로 움직이며 종아리를 풀어준다.

 TIP

상체를 세워주면 허리의 만곡도를 잡아주고 종아리에 더 자극이 갈 수 있습니다.
단 폼롤러를 너무 깊이 넣고 앉으면 십자인대가 다칠 수 있으니 주의하세요.

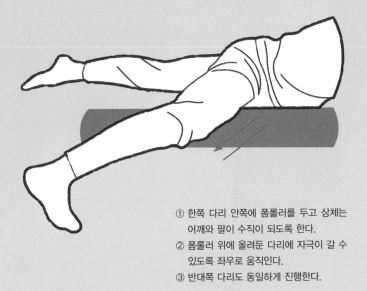

① 한쪽 다리 안쪽에 폼롤러를 두고 상체는
어깨와 팔이 수직이 되도록 한다.
② 폼롤러 위에 올려둔 다리에 자극이 갈 수
있도록 좌우로 움직인다.
③ 반대쪽 다리도 동일하게 진행한다.

 TIP

자극이 잘 안 온다면 폼롤러에 올려둔 다리 쪽으로 최대한 체중을 실어주고,
발끝이 살짝 바닥을 볼 수 있게 허벅지를 돌려주세요.

움직임의 법칙

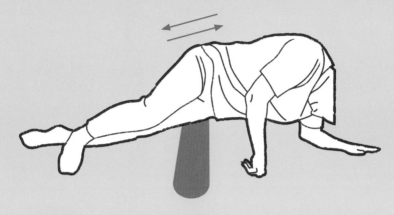

[외측 광근]

① 한쪽 다리 아래쪽에 폼롤러를 두고, 어깨와 팔이 수직이 되도록 한다. 이때 고개는
　자연스럽게 떨궈 승모근의 부담을 낮춰준다.

② 폼롤러 위에 올려둔 다리에 자극이 갈 수 있도록 위아래로 움직인다.

③ 반대쪽 다리도 동일하게 진행한다.

 TIP

폼롤러 위치를 좀 더 위로 올리면 대퇴근막장근과 중둔근까지 풀어줄 수 있습니다.

The Laws of Motion

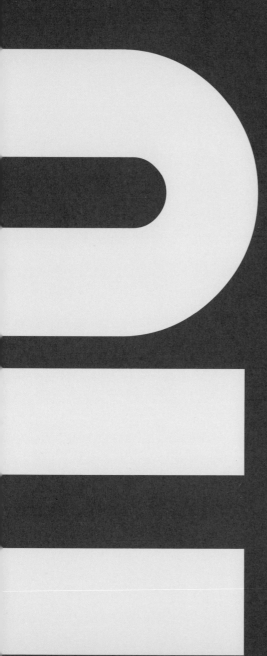

4장

골반의 유연성이 체형을 결정한다

장요근

장골

고관절

내전근

법칙 20 | 고관절의 운동성은 세 가지 방향으로 구분된다

고관절이 아프다거나 골반이 뻣뻣하다는 소리를 들어본 적 있을 겁니다. 흔히 고관절과 골반에서 느껴지는 통증을 정확히 구분하지 못해 혼동해 사용하곤 하는데요. 고관절은 대퇴골이라는 큰 뼈의 둥근 머리 부분인 대퇴골두와 골반의 움푹 들어간 공간인 관골구를 연결하는 관절을 뜻합니다[그림 20-1]. 우리 몸 깊은 곳에 위치해 인대와 근육에 둘러싸여 있어 통증 부위를 헷갈려하는 것이지요.

고관절은 상체를 안전하게 지지해주는 중요한 역할을 하며, 우리가 걷거나 뛸 때, 또는 앉을 때 등 움직일 때 활동성을 가집니다. 그리고 고관절의 운동성은 크게 3가지 방향으로 구분해 볼 수 있습니다. 첫 번째는 다리를 모으고 벌리는 동작이고, 두 번째는 다리를 안과 밖으로 회전하는 동작, 세 번째는 앞으로 고관절을

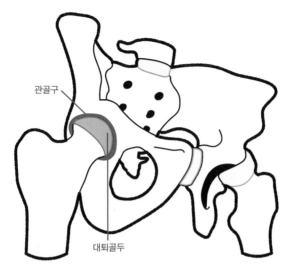

[그림 20-1] 고관절의 구조
대퇴골의 대퇴골두(파란색)와 골반의 관골구(빨간색)를 연결한다.

굽히고 펴는 동작입니다.

세 가지 동작 모두 고관절을 이어주는 다양한 근육들의 움직임을 통해 가능합니다. 고관절을 감싸고 있는 근육은 엉덩이 근육(대, 중, 소둔근), 고관절 외회전근, 허벅지 근육 등이 있는데 만약 이 근육들이 앞서 말한 세 가지의 움직임을 비슷한 가동범위로 움직여 주지 못한다면 골반이 틀어져 있음을 의심해 보아야 합니다.

관절은 가만히 두기보다 적절히 사용하는 것이 좋다는 사실은 대부분 알고 있을 것입니다. 여러 현실적인 이유로 앉아서 보내는 시간이 많을 뿐이죠. 하지만 이처럼 고관절을 굽힌 채로 오랜 시간을 보내면 고관절의 가동범위가 줄어들게 됩니다. 고관절 운동을 하지 않는 이상 제한된 가동범위를 가지게 되는 것이죠. 그렇게 되면 고관절이 뻣뻣해지며 고관절의 안정성이 약화되고 무릎과 발목관절까지 영향을 미칠 수 있습니다.

그래서 고관절 운동이 필요한 것입니다. 고관절 강화 운동을 하게 되면 근력과 동적 자세 조절 능력이 증가하고, 하체 근육의 손상을 줄인다는 연구 결과가 있습니다. 우리 몸은 충분한 가능성을 가지고 있습니다. 이제 편한 자세보다 바른 자세를 찾아 스스로를 밀어붙여 보세요. 앞으로 나오는 동작들을 몸에 익혀 습관처럼 따라 하면 체형을 바로잡는 데 도움이 될 겁니다.

법칙 21 고관절이 제대로 움직이지 못할 때

고관절과 어깨관절은 다른 관절에 비해 자유롭게 다양한 방향으로 움직일 수 있도록 되어 있습니다. 얼핏 보면 두 관절이 비슷해 보이지만 어깨관절은 큰 가동범위로 움직일 수 있게 되어 있고, 고관절은 상체의 체중을 받쳐주며 큰 하중을 견딜 수 있도록, 운동성보다는 단단한 지지 압력을 받을 수 있게 되어 있습니다. 어깨관절보다 깊숙한 형태로 결합해 큰 힘을 내는 구조이죠[그림 21-1].

우리가 걷거나 뛰기 위해서는 고관절이 상체의 체중을 견디고 앞으로 나아가는 큰 힘을 지지해 줘야 합니다. 그러기 위해서는 고관절이 골반에 잘 안착되어 있어야 합니다. 다리가 앞과 뒤 그리고 좌우로 움직일 때 관절의 절구 안에서 제대로 된 움직임을 할 수 있도록 말이죠. 하지만 체형이 틀어지게 되면 제대로 된 움직임을 할 수가 없습니다.

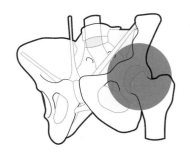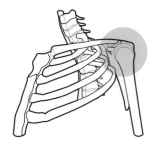

[그림 21-1] 고관절과 어깨관절

    대표적인 예가 반복해서 설명한 골반이 앞으로 밀린 스웨이백 체형입니다. 서 있을 땐 각 관절과 근육의 힘이 적절하게 사용되어야 하는데 근육의 힘을 잘 사용하지 못하고 관절끼리 서로 무리하게 힘을 기대고 있는 형태로 자세를 취하게 되는 것입니다. 특히 골반이 앞으로 밀리게 되면 하체 쪽에서는 무릎이 뒤로 더 펴지는 형태를 가지게 되는데 이때 골반의 관골구 안에 있어야 할 고관절이 틀어진 형태로 바뀌게 됩니다[그림 21-2]. 그렇게 되면 고관절이 제대로 된 움직임을 가지지 못하면서 쪼그리고 앉거나 허리를 굽히는 등 고관절을 접는 동작을 할 때 통증이 발생하게 됩니다. 이를 고관절 전방활주 증후군이라고 합니다.

    쉽게 말하면 골반이 앞으로 밀리면서 고관절 또한 앞쪽으로 지나치게 밀려나게 되고, 고관절이 굽혀지는 자세보다 펼쳐지는 자세로 지내는 시간이 길어지면서 관절의 굽힘 기능을 제대로 못

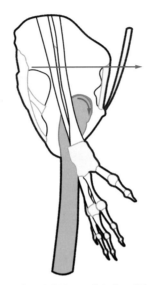

[그림 21-2] 골반이 앞으로 밀릴 때 고관절의 변화

하게 되는 것입니다. 그래서 고관절이 찝히는 느낌이 든다면 옆에서 자신의 체형을 바라보면서 골반이 앞으로 나와 있지 않은지 체크해보는게 좋습니다. 그리고 골반이 앞으로 나와 있다면 간단한 고관절 스트레칭으로 찝히는 통증을 줄여볼 수도 있습니다.

고관절 스트레칭으로는 '골반을 여는 자세'를 추천합니다. 고관절을 바깥으로 벌려주는 '일명 개구리 자세'를 말합니다. 이 자세는 굳어있고 짧아져 있는 허벅지 근육들을 부드럽게 풀어주는 효과가 있습니다. 허벅지 근육들은 우리의 체중과 힘을 지지하는 중요한 역할을 하고 있는데 그중에 특히 허벅지 내전근은 고관절을 내전시키는 기능뿐만 아니라 굴곡, 신전, 회전 그리고 안정성에 함께 기여하고 있으며, 복부와도 상관관계가 있어 허리의 안정성에도 기여합니다.

그래서 굳어 있는 내전근의 기능을 활성화시킨다면 우리 몸통과 골반의 안정성을 높이는 데 큰 도움이 됩니다. 하지만 지나친 스트레칭은 오히려 골반 안정성에 독이 될 수도 있으니 고관절과 골반의 가동범위를 적절하게 유지하는 것이 중요합니다. 이를 적절히 유지하면서 일주일에 2번 정도 스트레칭하면 체형을 바로잡는 데 도움이 됩니다.

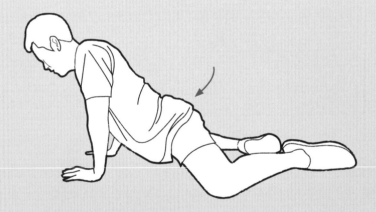

① 무릎을 꿇고 바닥에 엎드린다.
② 바닥에 손을 대고 상체를 앞쪽으로 밀며 골반을 바닥 쪽으로 내린다.
③ 상체를 뒤로 가져오며 골반을 원위치시킨다.

법칙 22 | 고관절에서 소리가 나는 두 가지 이유

수업을 하다 보면 운동이나 스트레칭을 할 때 고관절에서 소리가 나는데 운동을 해도 괜찮냐고 물어보는 분들이 있습니다. 고관절 쪽에서 소리가 나는 경우는 두 가지입니다. 첫 번째는 장요근이 지나치게 타이트해지거나 섬유가 두터워져서 소리가 나는 경우입니다. 손가락 관절을 꺾었을 때나 목 또는 어깨를 풀어준다고 고개를 좌우로 돌렸을 때 소리가 나는 것과 비슷한 이유입니다.

그리고 두 번째는 대퇴장막근이라는 근육이 지나치게 타이트해졌을 때입니다. 대퇴장막근은 허벅지 바깥쪽에 위치해 있으며, 장경인대라는 우리 몸에서 가장 긴 인대로 다리를 움직일 때 사용하는 근육입니다[그림 22-1]. 이 근육이 타이트해지면 대퇴골의 대전자 부위와 마찰되어 소리가 날 수 있습니다[그림 22-2].

이처럼 근육들이 지나치게 타이트해지거나 섬유가 두터워지

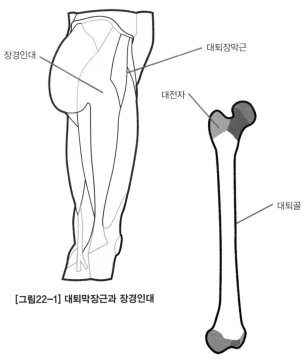

장경인대

대퇴장막근

대전자

대퇴골

[그림22-1] 대퇴막장근과 장경인대

[그림 22-2] 대퇴골과 대전자
장경인대와 대전자 부위의 마찰로 인해 소리가 날 수 있다.

면 고관절에서 소리가 날 수 있습니다. 다행히 그렇게 크게 걱정할 문제는 아니지만 그 원인이 체형과 연관이 있기 때문에 왜 이 근육들이 지나치게 짧아지고 섬유가 두터워졌는지 생각해 볼 필요는 있습니다. 첫 번째 경우였던 장요근이 짧아지는 이유는 척추

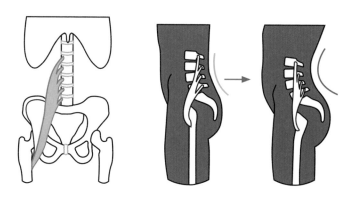

[그림 22-3] 장요근과 척추

장요근이 짧아지기 시작하면 우리의 척추는 앞쪽으로 전만화되고
고관절과 장요근 사이에 있는 근육의 길이는 짧아진다.

에 있습니다. 척추가 지나치게 전만되어 있을 때 장요근이 짧아지기 시작합니다[그림 22-3]. 그래서 장요근에서 소리가 많이 난다면 장요근을 스트레칭해 풀어줄 수 있습니다.

두 번째 경우는 대퇴근막장근 나선선 근막이 원인입니다. 나선선 근막이 짧아지면서 대퇴근막장근이 지나치게 타이트해지고 섬유화되는 것이죠. 이는 소리가 나는 쪽 대퇴근막장근을 마사지해 주거나 스트레칭을 통해 소리가 나는 현상을 줄일 수 있습니다. 우리 몸은 쓰는 만큼 달라집니다. 굳은 근육을 조금씩 그리고 확실히 풀어주어 근육이 온전히 기능할 수 있도록 몸을 활성화시켜 보세요.

exercise

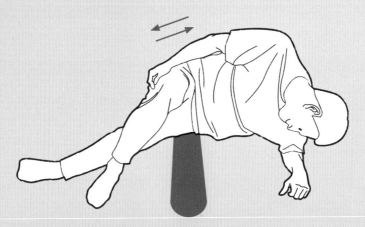

① 폼롤러를 대퇴장막근 위치에 두고 옆으로 눕는다.
② 대퇴장막근을 기준으로 위아래로 움직이며 근육을 풀어준다.

법칙 23 | 골반을 불편하게 하는 자세들, 사소한 습관부터 바로 잡아라

카페, 음식점, 영화관, 공원 벤치까지 의자가 있는 곳에 가보면 다리를 꼬고 있는 사람들을 적지 않게 볼 수 있습니다. 심지어 허리나 목, 어깨 등의 통증으로 상담을 받으러 오시는 분들 중에도 자연스레 다리를 꼬고 상담을 받는 분들도 꽤 많습니다. 그래서 이유를 물어보니 다리를 꼬고 앉는 자세가 편하다는 분들도 있었고, 의식하고 다리를 꼬는 게 아니라 자연스럽게 꼬게 된다고 하신 분들도 있었습니다. 다리를 꼬고 앉으면 체형에 안 좋다는 건 많이 알려져 있지만 이처럼 아직도 여전히 다리를 꼬고 앉는 분들이 많습니다.

그렇다면 다리를 꼬는 자세는 우리 몸에 어떤 영향을 줄까요? 우선 다리를 꼬게 되면 한쪽 다리가 반대쪽 다리 위로 올라갑니다. 변화를 좀 더 자세히 살펴보면 올라간 쪽 햄스트링은 늘어나고, 고관절을 구부려주고, 다리를 올려주는 장요근이 짧아지면서 고관절의 긴장감이 올라가게 됩니다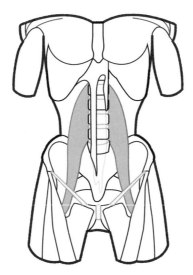[그림 23-1]. 앞서 고관절은 우리의 골반과 하체를 이어주는 관절이라고 설명했습니다. 좌우 둘 중 한쪽 고관절이 타이트해지면 골반도 그에 영향을 받아 틀어지게 되는 것이죠.

실제로 다리 꼬기와 골반의 상관관계에 대한 실험은 많이 이루어졌습니다. 한 실험에서는 실험군을 다리를 꼬는 집단과 그렇

[그림 23-1] 장요근
대요근과 장골근을 합쳐 장요근이라고 부른다.

지 않은 집단으로 나눠 허리 근육의 불균형을 측정해 보았더니, 다리를 꼰 집단이 그렇지 않은 집단에 비해 근육의 비대칭이 심화되었다고 합니다. 또 복부 근육의 불균형을 측정한 실험도 있었습니다. 이 실험 역시 다리를 꼰 집단의 좌우 복사근이 비대칭으로 활성화되며 다리 꼬기가 몸의 비대칭을 유발한다는 결과를 얻을 수 있었죠.

허리 근육과 복부 근육 모두 골반과 연결되어 있습니다. 그래서 상체의 근육이 좌우 비대칭이라면 골반의 좌우 비대칭을 유도하게 되고, 골반이 좌우 비대칭이라면 상체의 근육도 좌우 비대칭이 될 수 있는 것이죠.

이런 비대칭을 유도하는 자세는 다리 꼬기 외에도 많습니다. 일상에서 다음 자세 중 몇 가지 자세를 하는지 한 번 체크해보세요.

1. 다리를 꼬고 앉는 자세
2. 한쪽에 기대앉는 자세
3. 뒷주머니에 지갑이나 물건을 넣고 앉는 자세
4. 틀어진 의자에 오래 앉아 있는 자세
5. 짝다리를 짚는 자세

아마 대부분 일상에서 이 중 한두 가지 자세는 취할 것입니다.

이런 자세를 지속적으로 할 경우 골반이 틀어지게 되고, 이는 척추의 비대칭, 다리 길이의 비대칭, 어깨의 비대칭 등으로 발전할 수 있으며, 실제로 한 연구 논문에 의하면 평균적으로 성인의 약 50% 정도가 0.5cm 이상의 다리 길이 차이를 보였다고 합니다.

그만큼 자신의 자세를 지속적으로 확인하고 의식적으로 바른 자세를 유지하려고 노력해야 합니다. 비대칭인 체형이 고민이라고 말하는 분들께 제가 항상 강조하는 것이 있습니다. 바로 적어도 한 시간에 한 번씩 일어나 고관절과 골반을 함께 풀어주는 스트레칭을 해야 한다는 것입니다. 왜냐하면 우리 몸은 오랜 시간 한 자세로 앉아 오래 버티도록 만들어진 것이 아니기 때문입니다. 우리 몸은 기본적으로 관절을 계속 움직이게 만들어져 있어 일정 시간이 지나면 한 번씩 일어나 몸을 움직여 주는 것이 좋습니다.

몸통을 감싼 나선선, 틀어짐의 구조를 이해하라

바른 자세란 우리 몸이 바른 정렬을 이루는 것입니다. 의자에 앉았을 때도 동일하죠. 허리는 등받이에 붙여 세우고, 엉덩이 역시 의자 끝에 붙도록 앉은 책 무릎은 90도로 세우고 앉습니다. 허리를 펴기 힘든 경우 무릎을 아래로 135도 정도 기울여 허리의 만곡도가 자연스럽게 잡히게 만들기도 합니다(승마자세). 그리고 턱은 아래로 가볍게 당기고 팔은 책상에 자연스럽게 걸치고 앉는 것이죠.

하지만 바른 자세를 유지하는 건 쉽지 않습니다. 등받이에 붙여 세운 허리는 어느새 구부정해져 있고, 턱은 앞으로 한껏 나가 있습니다. 다리는 꼬거나 의자 위에 양반다리를 하기도 하죠. 이런 자세는 우리 몸이 틀어지게 만듭니다. 잘못된 자세는 몸의 비대칭을 유발하고, 비대칭인 자세는 다시 잘못된 자세를 만들어이 불균형의 굴레에 빠지면 문제의 시작점을 찾기 어렵습니다.

하지만 몸의 정렬을 맞추는 방법은 바른 자세를 찾는 것뿐이기 때문에 몸의 균형 맞추기의 시작점 또한 단 하나뿐입니다. 지금 하고 있는 자세를 살펴보는 것이죠.

의자에 앉아 있을 때 한쪽 엉덩이가 떠 있는 느낌이 든다면 골반의 좌우 높이가 다를 가능성이 높습니다. 떠 있다고 느껴지는 쪽의 골반이 위로 올라가 있는 것이죠.

우리가 일상에서 하는 행동 중 가장 높은 빈도를 차지하고 있는 걷기 또한 마찬가지입니다. 골반이 틀어지면서 걷기 패턴에 이상이 생기면 근골격계에 불균형을 초래할 수 있어요.

더욱이 골반은 우리 몸의 화분과 같은 역할을 하며 척추를 받치고 있습니다. 하지만 만약 골반이 틀어지게 된다면 척추는 어떻게 될까요? 함께 틀어지게 될 것입니다. 그리고 척추가 틀어지면 우리의 어깨와 목 그리고 얼굴까지 연쇄적으로 틀어지게 됩니다.

이렇게 골반은 우리 몸 전반에 영향을 미치기 때문에 골반의 틀어짐을 통해 우리 몸이 어떻게 꼬여서 틀어져 있는 것인지 예측해 볼 수 있습니다. 예를 들어 앉아 있을 때 오른쪽 골반이 계속 앞으로 나오는 느낌이라면 반대편인 왼쪽 갈비뼈가 더 튀어나와 보일 것이라고 예측할 수 있죠. 반대로 왼쪽 골반이 튀어나온다면 오른쪽 갈비뼈가 튀어나와 보일 것입니다.

이런 예측이 가능한 건 우리 몸에 나선선이라는 근막으로 이

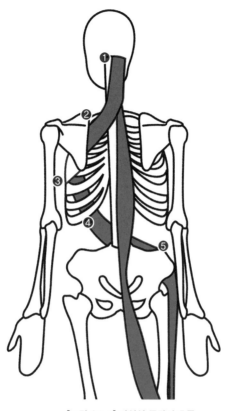

[그림 24-1] 나선선 근막의 흐름

어져 있기 때문입니다. 나선선은 몸의 비틀림, 회전 등에 영향을 주며 머리부터 발까지 우리 몸을 이중 나선으로 감싸고 있습니다 [그림 24-1]. 머리 쪽부터 살펴보면 나선선은 오른쪽 뒤통수의 후두

하근에서부터 시작됩니다(①). 그리고 왼쪽의 능형근을 타고(②) 왼쪽의 전거근으로 이어지게 됩니다(③). 그리고 왼쪽 복사근을 타고(④) 반대쪽 골반으로 이어지게 되죠(⑤).

그럼 다시 예로 돌아가 오른쪽 골반이 앞으로 나왔다고 생각해봅시다. 오른쪽 골반이 앞으로 나온 건 왼쪽 복사근 쪽 근막(④)이 짧아지면서 왼쪽 전거근(③)과 오른쪽 골반(⑤) 사이의 길이가 짧아졌기 때문입니다. 그럼 갈비뼈는 앞으로 회전하게 되고, 그에 따라 오른쪽 골반도 함께 앞으로 튀어나오게 되는 것이죠. 결국 몸은 좌우 대칭을 이루지 못하고 균형이 틀어지면서 골반의 높낮이는 물론 어깨의 높낮이까지 달라지게 됩니다.

골반의 틀어짐은 우리 몸의 전체적인 틀어짐을 알 수 있는 신호입니다. 그러니 앉아 있을 때 좌우 엉덩이의 높낮이가 확연히 차이 난다고 느껴진다면 어깨의 높낮이도 함께 체크해 비대칭의 정도를 알아볼 수 있습니다. 틀어진 부위가 있다면 그 부위만 보지 않고 전체를 살펴보는 것 잊지 마세요.

법칙 25 | 골반이 틀어진 채로 걷는다는 것

나선선이라는 근막이 우리 몸을 감싸고 있으며, 이를 통해 몸의 좌우 비대칭을 알 수 있다는 사실을 알았으니 실제로 확인해 볼 차례입니다. 양손을 들어 갈비뼈에 두고 골반 아래까지 쭉 쓸어보세요. 이는 골반의 비대칭을 확인해 보는 제일 간단한 방법으로 전문가의 진단보다 정확도는 떨어지지만 손쉽게 따라 할 수 있습니다. 어느 쪽도 튀어나오지 않고 매끄럽게 내려간다면 다행히 크게 틀어지지 않은 것이겠지만 한쪽이 바깥쪽으로 툭 튀어나오고 반대쪽은 안으로 쏙 들어가 있다면 골반이 비대칭일 확률이 높습니다. 만져서는 잘 모르겠다면 평소 걸을 때 치마나 바지가 틀어진 적은 없는지 살펴보는 것도 하나의 방법입니다. 운동을 한 것도 아니고 움직임이 큰 동작을 한 것도 아니고 그저 걷기만 했는데 어느 순간 하의가 돌아가 있다면 골반이 틀어졌다는 신호입니

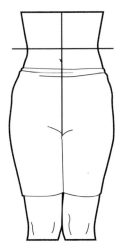

[그림 25-1] 골반의 틀어짐을 확인하는 방법
정면으로 거울을 봤을 때 배꼽이 정면을 바라보는지에 따라
골반의 틀어짐을 확인할 수 있다.

다. 또 골반이 틀어질 경우 거울 앞에 정면으로 섰을 때 배꼽이 정면을 바라보지 못하고 한쪽 방향으로 쏠려 있을 수 있으니 우선 몸을 체크해 보세요[그림 25-1].

만약 세 가지 중에 해당하는 것이 있다면 골반이 틀어져 있을 확률이 높습니다. 골반은 앞으로 튀어나오며 비대칭이 되기도 하며 좌우의 높이가 달라지며 비대칭이 되기도 합니다. 나선선의 영향으로 한쪽 골반이 틀어지면 대각선에 위치한 반대편 갈비뼈에 영향을 주며, 이는 어깨에도 영향을 줍니다. 오른쪽 골반이 올라가

움직임의 법칙

면 왼쪽 어깨가 올라가는 것이죠[그림 25-2].

　골반은 짝다리 짚기, 한쪽 방향으로 기대앉기 등 다양한 자세에 의해서 틀어질 수 있습니다. 저를 찾아오는 분들 중에도 골반의 좌우 높이가 비대칭인 분들이 많아요. 틀어진 이유는 제각각이고, 정확한 원인을 알 수 없는 경우도 있지만 여러 사례 중 발목 부상이 골반 비대칭으로 이어졌던 분이 기억에 남습니다. 발목에 가벼운 골절이 생겨 몇 주 동안 반깁스를 하고 걸어 다녔는데, 처

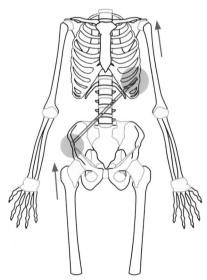

[그림 25-2] 골반의 틀어짐 방향
골반과 갈비뼈를 감싼 나선선이 짧아지면 두 부위가 앞으로 튀어나오게 되며,
한쪽 골반이 위로 올라갈 경우 반대편 어깨가 같이 올라가게 된다.

음에는 큰 불편함을 느끼지 못했지만 반깁스를 하는 시간이 길어지며 상대적으로 한쪽 다리를 디딜 때 체중이 많이 실리는 느낌이 들었다고 합니다. 당장은 발목 치료가 급했기에 반깁스를 풀면 괜찮아질 거라며 가볍게 넘겼지만 반깁스를 푼 이후에도 마치 걷는 법을 잊은 것처럼 바르게 걷는 자세를 잡지 못했고, 허리까지 불편함이 퍼지자 센터를 찾아온 것이었죠.

골반의 좌우 높낮이가 달라지면 이 사례와 같은 문제가 발생합니다. 우선 골반의 높낮이가 달라지면 보행에 영향을 미칩니다. 골반이 올라간 쪽 다리가 지면과 멀어지고, 땅을 딛기 위해 다리를 더 과하게 펴며 무릎의 과신전이 일어나 골반이 올라간 쪽 무릎이 뒤쪽으로 밀려난 모습이 됩니다[그림 25-3]. 이 상태로 걸으면 골반이 올라간 쪽 다리가 땅을 디딜 때까지 시간이 더 소요되며 체중이 더 많이 쏠리는 느낌을 받게 되고, 상대적으로 골반이 낮은 다리는 지면을 지지하는 시간이 길어지며 걸으면 걸을수록 다리에 피로감을 느끼게 됩니다. 골반은 올라간 쪽으로 점점 더 빠지는 형태가 되죠.

그리고 다리 길이가 달라지듯 허리 길이에도 영향을 미칩니다. 예를 들어 오른쪽 골반이 높다고 하면 오른쪽 척추기립근은 과수축을 하게 되면서 근육이 짧아지고, 반대로 왼쪽 척추 기립근은 길어지게 됩니다[그림 25-4]. 좌우 척추기립근의 길이가 달라

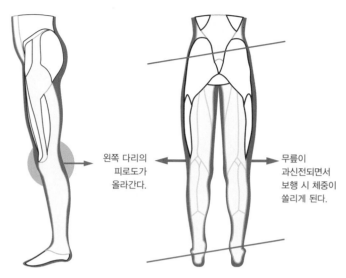

왼쪽 다리의
피로도가
올라간다.

무릎이
과신전되면서
보행 시 체중이
쏠리게 된다.

[그림 25-3] 골반이 비대칭일 때 하체가 받는 영향

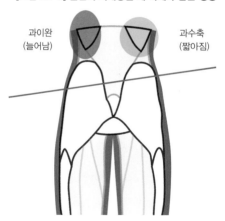

과이완
(늘어남)

과수축
(짧아짐)

[그림 25-4] 골반의 높이에 따라 달라지는 척추 기립근의 길이

지면 허리의 신경통으로 이어질 수 있죠. 또 길어진 척추기립근과 다리 쪽에 먹먹한 느낌이나 심하면 칼로 베는 듯한 통증까지 올 수 있습니다. 근육이 경직되고, 지속적으로 긴장하면서 신경을 압박하며 꼬리뼈 또는 엉덩이 쪽 부근에 방사통이 일어날 수 있어요.

흔히 이렇게 자세가 틀어졌을 때 코어의 힘을 강화해 몸을 바로잡아야 한다고들 합니다. 하지만 간과하고 있는 것이 있습니다. 바로 코어의 힘만큼 코어의 균형이 중요하다는 점입니다. 코어가 약하다는 건 힘이 빠져 있다는 것이 아닙니다. 코어의 균형이 무너져 제대로 된 힘의 장력을 받고 있지 못하는 것이죠. 균형이 무너져 양쪽 복사근이 제대로 된 힘을 받지 못하면 기립근의 좌우 균형이 무너지게 되고, 허리를 감싸고 있는 모든 근육이 균형을 잃어버리게 됩니다. 기능이 무너지고 허리 즉, 요추의 안정성이 떨어지며 허리 통증을 느끼게 되는 겁니다.

골반은 절대 혼자 움직일 수 없습니다. 골반의 틀어짐은 골반만의 문제가 아닌 몸통의 틀어짐과 고관절의 틀어짐까지 함께 살펴봐야 하며 그러기 위해서는 우선 어느 쪽의 나선선이 짧아져 있는지를 확인해야 합니다. 그리고 짧아진 나선선을 반대로 늘리기 위해 가동범위를 만들어줘야 합니다. 몸이 비틀어진 채로 오랜 시간을 보내왔다면 근육들이 많이 굳어 있을 수 있습니다. 이런 경우 근육을 풀어주겠다는 생각으로 무작정 운동을 시작하면 근육이 더욱 긴장해 통증이 심해질 수 있습니다. 통증 없이 골반의 비대칭을 잡기 위해선 가동범위를 조금씩 넓혀 가야 합니다. '조금씩 천천히'를 포인트로 잡고 몸을 회복해 보세요. 골반이 틀어졌을 때 굳을 수 있는 소둔근, 중둔근, 대퇴근막장근들을 폼롤러 또는 마사지로 풀어주고, 밀린 몸의 중심을 잡아 주는 스트레칭을 꾸준히 해준다면 비틀어진 몸통을 바로잡는 데 도움이 될 겁니다. 몸에 관심을 기울이고, 내 몸이 어떻게 움직이는지 느끼고 이해해 보세요. 몸은 이미 신호를 보내고 있습니다.

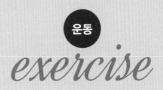

운동

exercise

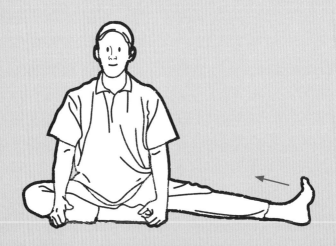

움직임의 법칙

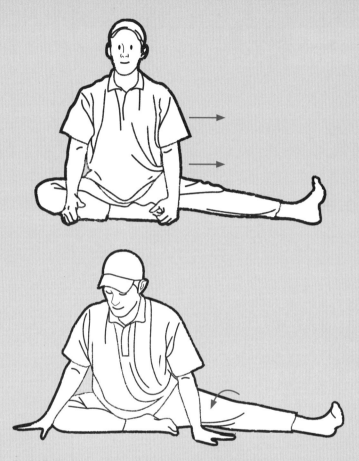

① 자극을 줄 다리는 옆으로 쭉 펴고, 반대편 다리는 접어 중심을 잡고 앉는다. 이때 옆으로 편 다리의 발끝을 몸쪽으로 당겨 하늘을 향하게 해준다

② 접은 다리 쪽에 벽이 있다고 생각하고, 그 벽을 민다는 느낌으로 몸통을 편 다리 쪽으로 밀어준다.

③ 반대편 다리도 동일하게 진행하며, 무릎을 좀 더 돌려서도 풀어준다.

법칙 26 | 운동할 때 엉덩이 자극이 느껴지지 않는다면 이걸 꼭 체크해라

몸을 활성화시키고 운동할 때 강조하는 게 '자극점'입니다. 자극을 통해 내가 어디를 운동하고 있는지 확인할 수 있죠. 하체 운동을 할 때 엉덩이에 자극이 느껴지지 않는다면 우선 자신이 스쿼트나 런지를 할 때 허벅지 또는 허리 쪽에 과도한 자극을 느끼고 있지 않은지 체크해 봐야 합니다. 우리가 하체 운동을 할 때 크게 발바닥, 종아리, 정강이근육, 앞허벅지, 햄스트링, 엉덩이 등의 시스템 균형이 잘 맞아야 합니다. 앉았다 일어서는 스쿼트 동작에서도 동일하게 이 모든 근육이 유기적으로 움직여야만 엉덩이 근육까지 골고루 자극이 갈 수 있죠. 따라서 특정 한 분위에만 자극이 강하게 느껴진다면 운동 동작이 잘못되었을 확률이 높습니다.

대표적으로 허벅지에서만 자극이 오는 경우와 허리에만 과도한 자극이 오는 경우를 차례대로 살펴보면, 첫 번째로 허벅지에만 자극이 오는 경우는 운동할 때 앞꿈치에 체중이 지나치게 실리지 않는지를 체크해 봐야 합니다. 앞꿈치에 체중이 많이 쏠리게 되면 무릎이 과도하게 펴지며 허벅지에도 과도한 힘이 들어가게 됩니다. 그리고 운동할 때 앞꿈치에 체중이 실린다면 평소 일상생활할 때도 앞꿈치에 힘이 실릴 가능성이 높습니다. 평소에 과하게 활성화되는 근육들이 운동을 할 때도 계속 사용되는 거죠. 이런 경우 무릎을 펴는 하체 운동보단 레그컬과 같이 무릎을 먼저 굽혀주는 형태의 운동을 잘할 수 있도록 익히는 것이 좋습니다. 무릎의 적절한 사용을 먼저 익히는 것이죠[그림 26-1].

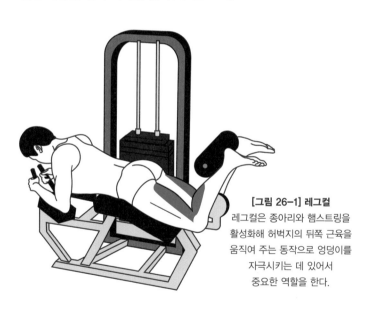

[그림 26-1] 레그컬
레그컬은 종아리와 햄스트링을 활성화해 허벅지의 뒤쪽 근육을 움직여 주는 동작으로 엉덩이를 자극시키는 데 있어서 중요한 역할을 한다.

두 번째로 허리 쪽에 자극을 많이 느끼는 경우는 엉덩이보다 허리 근육을 더 많이 사용하는 것이 원인입니다. 스쿼트를 하거나 런지를 할 때 상체는 복부 근육과 허리 근육의 힘을 사용해 척추를 고정해주고, 하체의 힘을 사용하며 앉았다 일어나는 동작을 진행해야 합니다. 하지만 복부에 힘이 부족하다면 허리를 고정하지 못해 허리가 과도하게 펴지게 되겠죠. 앉았다가 일어서는 동작을 할 때 허리가 고정되지 못하니 상체를 먼저 일으켜 세우게 되면서 엉덩이보다 허리 쪽에 자극을 느끼게 되는 것입니다[그림 26-2].

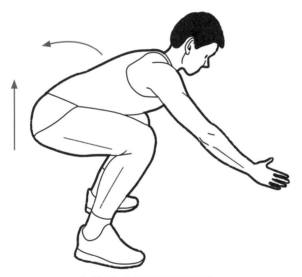

[그림 26-2] 잘못된 스쿼트 자세
상체가 지나치게 무너져 앉았다 일어나는 동작을 할 때 허리에 무리한 힘을 준다.

그래서 허리 쪽에 자극을 느끼는 경우 먼저 복부의 힘을 잘 쓸 수 있도록 만들어 주는 게 중요합니다. 하체 운동을 할 때 상체가 앞으로 무너지지 않고 척추를 바로 세울 수 있도록 복부 근육이 잡아줄 수 있다면 허리의 과도한 개입을 막고 하체 근육에 제대로 자극이 갈 수 있을 것입니다.

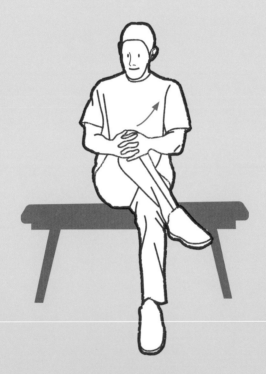

① 의자에 앉아 한 쪽 다리를 반대쪽 다리 위에 올려준다.
② 올린 다리의 무릎을 잡고 반대편 어깨 쪽으로 호흡을 내쉬며 당긴다.
③ 이때 허리는 최대한 곧게 펴주며 반대편도 동일하게 진행한다.

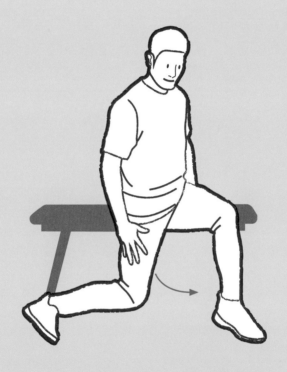

① 다리를 넓게 벌리고 앉는다.
② 호흡을 내쉬면서 한쪽 다리를 내리면서 지긋이 눌러준다.
③ 양쪽 다리를 번갈아가면서 진행한다.

The Laws of Motion

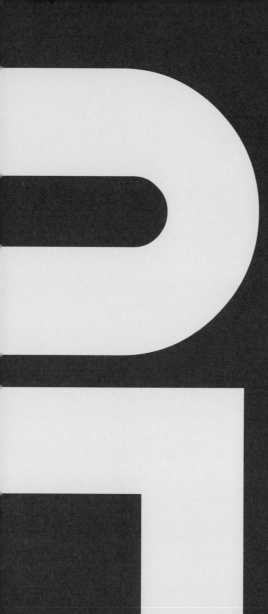

5장

몸의 중심을 잡아줄 기둥, 허리

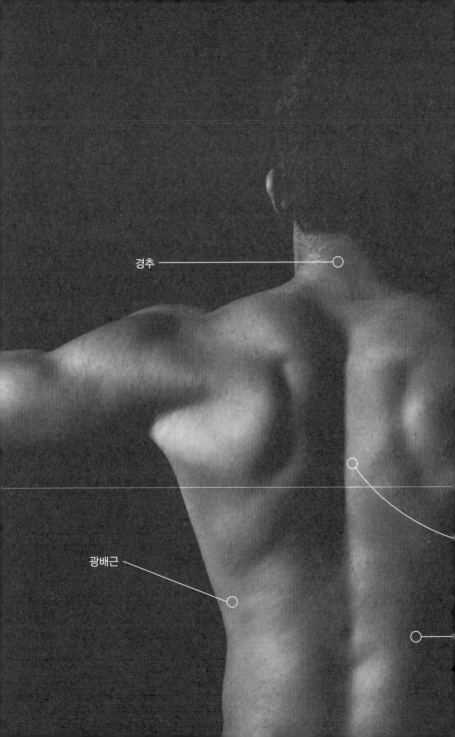

경추

광배근

흉추

기립근

33개의 척추뼈를 잘 맞춰 튼튼한 기둥을 세워라

자세 교정 수업 중 한 회원이 새로운 동작을 하다가 허리가 안정적으로 잡혀 있다는 느낌을 모르겠다며 로봇처럼 움직인 적 있습니다. 이전 동작들은 잘 따라왔던 회원이어서 한바탕 웃은 후 함께 느낌을 잡아간 기억이 있죠. 실제로 체형을 바로잡으러 센터를 찾아오시는 분들 중에 허리 불안을 호소하시는 분들이 많습니다. 움직일 때 허리에 힘이 제대로 들어가지 않고, 자세를 유지하는 데도 어려움을 느끼죠. 그래서 허리가 불안한 이유를 '허리 힘이 약해서'라고 생각하는 분들이 많습니다.

하지만 허리가 불안한 이유는 크게 두 가지로 나눠서 볼 수 있습니다. 정말 허리 힘이 약한 사람과 허리 힘이 강한 사람으로 말이죠. 이 말을 읽고 '어? 이게 무슨 소리지?' 하는 생각이 들 수도 있는데요. 허리의 구조를 확실히 이해하고 나면 '아! 이런 소리구나!' 라고 생각하게 될 겁니다.

우리의 척추는 분절 하나하나가 결합되어 서로 힘을 분산하고 때로는 협응하는 구조로, 목부터 엉덩이, 꼬리까지 몸 뒤쪽에서 몸을 지지하는 기둥 역할을 합니다. 또한 척추는 중력으로부터 전해지는 부담을 효율적으로 분산시킬 수 있도록 S자 모형으로 만들어져 있는데 곡선과 척추의 부위가 일치해 목부터 꼬리까지 경추 7개, 흉추 12개, 요추 5개, 천추 5개, 미추 4개, 총 33개의 척추뼈로 구성되어 있습니다[그림 27-1].

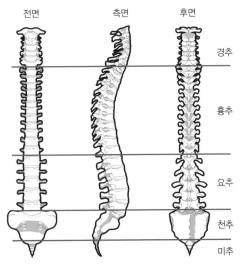

[그림 27-1] 척추의 구조

움직임의 법칙

목을 움직이거나 등이나 허리를 펴는 동작을 할 때는 이 척추 뼈들이 개별적으로 움직이는 분절 형태를 띄고 있지만 큰 힘을 낼 때는 각 분절이 하나로 결합해 다른 근육들과 함께 힘을 내는 구조로 만들어져 있습니다.

문제는 이 척추를 꾸준히 관리하고 운동하지 않으면 모양이 변하기 쉽다는 것입니다. 모양이 달라지면 척추가 효율적으로 힘을 분산하지 못하게 되고 특정 부위에 지나친 스트레스를 주게 됩니다. 척추 분절이 개별적으로만 움직이게 되면서 협응하지 못하고, 큰 힘을 줄 때 동작이 가능한 한쪽으로만 힘이 전달되는 것이죠.

그래서 허리 힘이 약해지면 일명 '일자허리'가 되기 쉽습니다. 몸의 뒤쪽에서는 요추에서 전만 행태를 보여야 하는 곡선이 후만 형태로 변하기 시작하면서 주변부의 기립근이 약해지고, 몸의 앞쪽에서는 복근이 기립근에 비해 단축되는 형태를 보이면서 햄스트링 또한 짧아집니다. 허리를 보호해야 할 앞뒤의 균형이 무너지며 전형적인 후방경사형 골반의 모양을 가지게 되고, 잘록하게 들어가야 할 허리 부분이 툭 하고 튀어나와 일자로 보이게 되는 것이죠[그림 27-2].

척추가 구불구불 굴곡진 이유는 중력의 영향을 받으면서 스프링 형태로 체중을 분산시키기 위함입니다. 하지만 일자허리가 되면 관절의 스프링 역할을 근육이 대신하게 되죠. "허리야 버텨줘!"

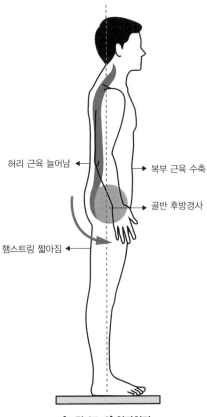

허리 근육 늘어남 →

→ 복부 근육 수축

→ 골반 후방경사

햄스트링 짧아짐 →

[그림 27-2] 일자허리

하며 허리를 지지하느라 근육은 긴장하게 되고, 기립근이 과하게 늘어나면서 허리가 불안정해지는 것입니다. 그래서 일자허리의 경우 허리를 강화해 중심을 잡아줘야 하는 게 맞습니다.

움직임의 법칙

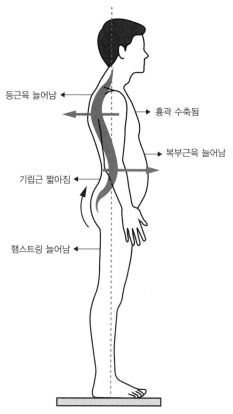

등근육 늘어남

흉곽 수축됨

복부근육 늘어남

기립근 짧아짐

햄스트링 늘어남

[그림 27-3] 흉추 후만과 요추 전만이 일어난 체형

반대로 허리 힘이 강하다면 우리 몸은 어떤 모습이 될까요? 바로 들어가 있는 허리 부분이 더 과하게 들어가게 됩니다. 허리의 과전만에 흉추의 후만이 더해져 등은 거북이처럼 뒤로 넓게 튀어

나와 있고, 허리는 앞쪽으로 쏙 들어간 체형이 되는 것입니다[그림 27-3]. '오리 궁둥이'라고 부르는 체형이죠.

이런 체형은 이미 허리의 근육들이 강화되어 있어 허리 뒤쪽이 좁아지고 디스크 핵이 앞으로 나와 있을 수 있습니다. 스프링이 과도하게 꺾인 영향이죠. 그렇다면 이 상태로 허리 강화 운동을 하면 어떻게 될까요? 이미 과하게 꺾인 스프링이 더 과하게 꺾이겠죠.

평소에 걷거나 앉았다가 일어설 때, 스쿼트와 같은 운동을 할 때 등 모든 동작을 허리가 과하게 긴장된 상태로 수행하게 됩니다. 척추는 큰 힘을 낼 때 모두 협응해야 하는데 등이 뒤로 밀려있다 보니 척추를 뒤로 펴는 동작을 못 하게 되고, 흉추에서 펴줘야 할 척추의 모양을 요추에서 더 많은 가동범위로 수행하게 되면서 허리에 부담이 가게 됩니다. 점차 허리 쪽에 무리한 형태의 스트레스가 쌓이게 되고, 허리를 받쳐줘야 할 복근은 점점 더 늘어나게 되면서 허리의 안정성이 저하되게 됩니다.

이처럼 허리 힘이 약하냐 강하냐로도 체형이 달라지기 때문에 각 체형에 맞는 운동과 자세를 하는 것이 중요합니다. 먼저 일자 허리일 경우 허리를 늘리면서 앞으로 숙여주는 자세를 할 때 각별한 주의가 필요합니다. 자칫하다가는 허리디스크에 안 좋은 영향을 줄 수 있기 때문입니다. 먼저 짧아진 햄스트링을 부드럽게 늘려주고 약해진 허리 힘을 강화할 수 있는 운동을 꾸준히 해주면 허리의 불안도를 줄일 수 있을 것입니다.

그리고 허리 힘이 강해 흉추후만과 요추전만이 일어난 경우는 허리 강화 운동이 아닌 허리의 긴장을 풀어주는 운동이 필요합니다. 허리가 불안해서 센터를 찾아오시는 분들 중에도 '허리 통증 = 허리 강화 운동'이라고 생각해 허리가 틀어진 상태로 무리한 운동을 하다가 상황이 악화되어 오는 분들도 간혹 있습니다. 허리가 짧아진 상태로 허리를 강화하는 운동을 하는 것은 짧아진 허리를 더 짧게 만들 뿐입니다. 이럴 때는 허리의 긴장을 풀어줌과 동시에 흉추 가동성 운동과 같은 등 상부의 운동을 해주어 척추의 유기적인 움직임이 함께 이루어질 수 있도록 운동성을 잡아 주는 것이 중요합니다. 또한 복부의 근육을 강화하여 허리의 강한 힘을 앞쪽에서 버텨줄 수 있도록 기능을 활성화하는 것이 좋습니다. 무엇보다 운동도 방향이 중요합니다. 현재 자신의 체형을 파악하고 그에 맞는 운동을 해야 한다는 것을 잊지 마세요.

법칙 28 | 윗배와 아랫배, 뱃살이 찌는 부위가 다른 이유는 체형에 있다

뱃살이 나왔다는 이야기를 할 때 '나는 아랫배가 나왔다', '나는 윗배가 나왔다'라고 표현하곤 합니다. 같이 먹어도 살이 찌는 부위가 달라지는 이유, 그 비밀도 평소 자세와 체형에 숨어 있습니다. 여기서 말하는 아랫배가 나오는 체형은 골반이 후방경사화되어 있는 체형에서 나타나기 쉽습니다. 다른 말로 스웨이백 체형이라고도 하죠[그림 28-1].

앞에서도 몇 번 스웨이백 체형을 언급했습니다. 골반의 중심이 앞으로 나가며 상체의 중심이 뒤로 빠지는 체형이라고 했죠. 조금 더 자세히 살펴보면 엉덩이에서 허벅지로 이어지는 부분에 살이 많이 접히며 등이 후만되면서 목이 거북목처럼 점차 앞으로 나오게 되고, 고관절이 외회전되면서 팔자걸음이 되기 쉽습니다. 다리의 형태 또한 변형되기 쉽겠죠. 또한 흔히 배에 근육이 없다

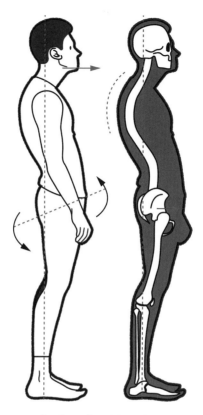

[그림 28-1] 스웨이백 체형

고 표현하는 것처럼 하복부의 근육이 지나치게 저활성화됨에 따라 복압이 줄어들고 허리의 안정성이 떨어지게 됩니다.

또 이런 체형은 의자에 앉을 때 엉덩이를 앞으로 빼고 등을 기대 앉는 자세로도 만들어질 수 있는데 수업을 들으러 오시는 분들 중에는 아이를 가진 부모님들도 많습니다. 설거지를 할 때 골반을 앞으로 빼고 기댄 채 등과 고개를 숙이고 아래를 내려보는 자세를 취하기도 하고, 아이를 오랫동안 안고 있어야 할 때 근육이 받쳐 주는 힘이 부족하면 골반을 앞으로 빼고 아이를 배에 걸치는 자세를 많이 취하기 때문으로 예상합니다.

이와 반대로 윗배가 볼록한 체형은 독특한 형태를 보이게 됩니다. 경추와 흉추는 대체적으로 굴곡 없이 편평한 형태를 보이는 반면 등의 하부나 요추는 과도하게 전만된 형태죠. 이러한 체형을 로도시스(Lordosis; 척추전만증) 체형이라고 부릅니다[그림 28-2].

이 체형은 의자에 앉았을 때 허리를 과도하게 펴기 위해 항상 등을 긴장된 상태를 유지하며 하부에 과도한 힘을 주는 것이 원인이 됩니다. 힘이 들어가면서 등의 하부와 요추에 긴장성 수축이 만들어지고 등의 하부와 반대쪽인 윗배 쪽이 과도하게 팽창되는 형태를 만드는 것이죠.

이런 분들은 정면에서 봤을 때 갈비뼈가 도드라져 보이는 경우가 많습니다. 또 다른 공통적인 특징은 일자목을 들 수 있습니다. 경추에 굴곡이 없어지며 딱딱하고 곧게 뺀 형태의 목이 만들어지는 것이죠. 경추가 딱딱하고 일자 형태가 되면 관절의 기능을 제대로 하지 못하고, 목뿐만 아니라 어깨, 등의 근육에도 과도

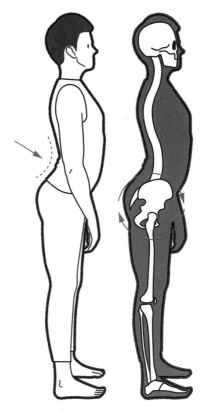

[그림 28-2] 로도시스 체형

한 긴장감을 형성하여 통증을 느낄 수 있습니다.

　이외에도 장요근이 타이트해지면서 골반의 전방경사가 일어나는 것도 하나의 원인이 될 수 있으니 장요근을 풀어주는 스트레칭을 자주 해주는 것도 좋은 방법입니다. 마지막으로 윗배, 아랫배와 함께 언급되는 배가 하나 더 있습니다. 배만 볼록 튀어나온 올챙이배죠. 올챙이배는 마른비만이라고도 불리며, 뱃속에 지방이 쌓여 나타나는 형태입니다. 폭식, 음주, 적은 활동량 등이 원인이죠. 이는 식사량을 조절하고 가벼운 운동을 시작하는 것으로 생활 습관을 바꿔 바로잡을 수 있습니다. 우리 몸은 유기적으로 움직이기 때문에 뱃살이 나왔다고 살의 문제로만 보고 다이어트를 하기보다는 몸에 힘을 뺀 채로 거울 앞에 서서 전신을 살펴보세요. 살에 가려진 뼈와 근육을 느껴보면 체형을 파악하는데 훨씬 도움이 될 거예요.

법칙 29 | 틀어진 자세는 운동 효과 대신 통증을 부른다

운동을 잘못된 자세로 하면 허리에 통증이 느껴질 수 있습니다. 당연한 이야기이죠. 그렇다면 체형이 틀어져 있다면 운동에도 영향이 있을까요?

운동을 할 때는 우리가 일상생활을 할 때보다 더 큰 중량을 다루기 때문에 척추의 협응성이 정말 중요합니다. 척추의 협응성을 잘 잡아둔 상태에서 복부 근육, 가슴 근육, 엉덩이 근육 등이 우리 몸을 더 단단하게 보호해 줄 수 있도록 해야 하죠.

하지만 우리는 운동을 할 때 시간 또는 중량을 기준으로 목표를 잡게 됩니다. 그러면 동작은 빨라질 수밖에 없고, 근육의 협응성보다는 개수와 세트 수를 달성하기 위한 운동을 하게 되죠. 과정보다는 목표 달성이 중요해지고 자세는 자연스럽게 뒤로 밀릴 수밖에 없습니다. 특히 체형이 틀어져 있는 사람일수록 근육의 움직임을 인지하고 힘점을 느끼며 자극되어야 할 근육에 지속적인 자극이 잘 들어갈 수 있도록 정확히 움직여야 합니다. 자칫하다가는 주로 사용하는 익숙한 근육들을 더 사용하게 되면서 특정근육들만 강화하는 형태가 될 수 있습니다. 통증으로 이어질 수도 있죠.

다시 체형으로 돌아가 살펴보면 흉추가 후만되고 요추가 전만되면 흉추가 감당해야 할 힘이 요추로 전가되면서 모든 운동 동작을 허리로 하는 형태가 됩니다. 운동 중 허리 통증을 느끼기 쉬운 운동을 꼽아보면 스쿼트, 데드리프트, 케틀벨, 벤치프레스 등을 들수 있습니다. 이 운동들은 준비 자세를 할 때 허리의 기립근을 많이 사용하는 자세이기 때문이죠.

예를 들어 스쿼트를 할 때 흉추가 후만되어 있으면 복부에 힘을 제대로 주기 어려워 복압을 형성하기 힘듭니다. 여기에 무게까지 추가된다고 하면 상체에 얹혀있는 중량을 허리로 모두 들려고하기 때문에 허리에 피로감이 쌓이게 됩니다. 그리고 척추 기립근이 버틸 수 있는 중량을 넘어서게 되면 허리에 통증이 발생하게되는 것이죠.

운동을 전문적으로 하는 분들 중에서 이런 통증을 이겨내기위해 진통제를 먹고 운동하는 분들도 있습니다. 하지만 이는 매우 위험한 행동으로 신체의 한계점을 느끼지 못하게 해 위험한 상황에 처할 수 있습니다. 안전하고 바르게 운동하기 위해서는 운동할 때 자신의 허리에 통증이 느껴지지 않는지 예민하게 살펴야 하며, 통증이 느껴진다면 허리 쪽에 힘이 많이 실리는 자세를 취하고 있진 않은지 정확한 자세로 동작을 할 수 있는 무게를 들었는지 확인해야 합니다. 그리고 무엇보다 현재 내 몸이 이 동작을 제대로 수행할 수 있는지를 객관적으로 판단하는 것이 중요합니다.

저를 찾아오는 분들 중에도 운동에 욕심을 내는 분들이 있습니다. 높은 무게를 들고 운동해야 진짜 운동을 한 듯한 성취감이 든다는 분들이죠. 하지만 무게를 감당할 만큼 체형이 바로잡혀 있지 않다면 절대 중량 운동을 시키지 않습니다. 대신 이렇게 말씀 드립니다. "피사의 사탑 위에 관광객들이 올라가는 거 보셨어요?"

우리가 잘 쓰지 않는 근육들은 근육 신경 또한 발달되어 있지 않습니다. 그래서 이 근육들을 운동하게 되면 땀도 비 오듯 나고 정말 힘이 들죠. 한편으로는 운동을 했다는 성취감을 느끼기도 합니다. 하지만 중요한 건 성취감보다 몸을 바로잡는 것입니다. 성취감에 취해 운동할 때 내 몸을 살피는 것을 잊는다거나 중량이나 횟수에만 신경 써선 안 되죠. 우선 바른 자세를 유지하며 운동하는 습관을 만드는 데 집중해 보세요. 바른 자세를 유지하며 운동

하는 습관이 잡히면 자기 몸을 다치지 않게 잘 관리하면서 성취감
도 느끼며 즐겁게 운동할 수 있을 겁니다. 운동에 욕심을 내기보
다는 허리에 통증이 느껴지지는 않는지 스스로의 몸을 면밀하게
체크하며 운동 습관을 잡아나가길 바랍니다.

법칙 30 │ 복근은 하나가 아닌 네 가지 근육으로 구성된다

허리가 왜 우리 몸의 기둥이라고 불리는지 이해했다면 다음은 우리 몸의 앞판, 복근을 살펴봅시다.

복근을 살펴보기 전에 한 가지 질문을 해 볼게요. '복근'하면 어디를 말하는 것 같나요? 대부분 식스팩, 바로 복직근을 생각할 거예요. 하지만 의외로 우리의 복근은 단순하게 복직근으로만 구성되어 있지 않습니다. 복횡근, 복직근, 내복사근, 외복사근 총 4가지 근육이 각자의 역할을 가지고 층을 이루며 자리 잡고 있죠.

가장 안쪽부터 살펴보면 우리의 배가 앞으로 밀려나지 않도록 몸을 밀착시키는 기능을 하는 복횡근이 있습니다. 우리 몸통을 횡으로 가로지르는 형태로 우리 몸속의 자연 코르셋이라는 별명을 가지고 있죠[그림 30-1]. 그리고 복횡근 위에는 골반을 앞뒤로 기울일 수 있는 기능을 가진 복직근이 있습니다. 복직근은 결이 세로

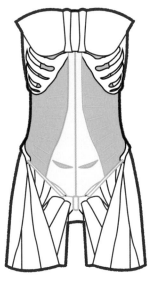

[그림 30-1] 복횡근

방향으로 되어 있어 몸통을 굽히거나 골반을 후방경사 시키는 등 수직적 움직임을 가집니다[그림 30-2]. 마지막으로 몸통의 회전을 담당하는 내복사근과 외복사근이 있습니다. 내복사근은 복직근과 같은 층에 위치하며, 결이 대각선으로 되어 있어 몸통과 골반을 회전시킬 때 사용되죠[그림 30-3]. 외복사근은 내복사근과 같이 결이 대각선으로 되어 있어 몸통과 골반을 회전시킬 때 사용되나 갈비뼈를 덮고 있는 형태로 복부 근육 중 가장 바깥층에 위치합니다[그림 30-4].

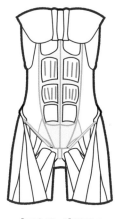

[그림 30-2] 복직근

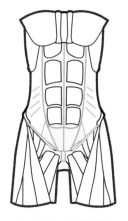

[그림 30-3] 내복사근

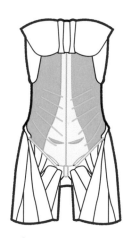

[그림 30-4] 외복사근

5장 몸의 중심을 잡아줄 기둥, 허리

복부에 있는 이 네 근육들은 각각 서로의 고유한 움직임을 잘 수행할 수 있도록 기능이 유지되어야 합니다. 하지만 몸이 틀어지면 기능이 저하되며 고유한 움직임을 점차 잊게 됩니다. 예를 들어 왼쪽 갈비뼈와 오른쪽 골반이 앞으로 튀어나와 있는 형태로 틀어져 있다고 가정했을 때 복근의 모습을 살펴보면 돌출된 부위인 왼쪽 갈비뼈 쪽의 외복사근과 오른쪽 골반 쪽의 내복사근은 짧아진 상태입니다[그림 30-4]. 반대인 오른쪽 외복사근과 왼쪽 내복사근은 길어졌을 거고요[그림 30-5].

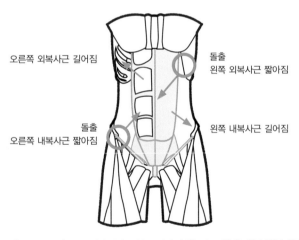

[그림 30-5] 왼쪽 갈비뼈와 오른쪽 골반이 앞으로 나왔을 때의 복근 상태

이처럼 몸이 틀어지게 되면 각 복근의 수축 정도가 달라지게 되고 근신경의 활성화 정도도 차이가 나게 됩니다. 이 상태로 플랭크 운동을 한다고 상상해 봅시다. 골반이 중심을 잡지 못하고 흔들리게 되겠죠. 결국 모든 복근에 제대로 된 자극을 주기가 힘들게 됩니다.

코어의 힘을 안정화 시키고 효율적으로 운동하기 위해선 틀어진 부위를 제대로 파악하고 근육의 힘이 어떻게 분산되어 있는지 균형을 체크해서 그에 맞는 부위별 운동을 하고, 균형을 맞춰가면서 플랭크 등의 전체적인 운동을 하는 것이 좋습니다.

법칙 31 | 걷기만 잘해도 복근이 좋아진다

인터넷에 복근 운동을 검색하면 크런치, 레그레이즈와 같은 운동들이 먼저 뜹니다. 복근 운동이라고 하면 복근에 힘이 강하게 들어가는 운동이 떠오르지만 일상생활에서 걷기만 잘해도 복근이 좋아질 수 있습니다. 평소 걸어 다닐 때 복근이 어떻게 움직이는지 의식하며 걸어본 적 있나요? 우리가 보행을 할 때는 골반의 회전과 몸통의 움직임이 중요해요. 골반과 몸통이 서로 엇갈린 방향으로 움직이면서 척추가 회전을 하게 되고 그에 맞춰 몸의 중심을 잡고 직립 보행을 할 수 있는 겁니다.

앞 장에서 말했던 걸 되짚어보면 우리 몸통을 가로지르며 사선 형태로 되어 있어 몸통과 골반의 회전을 담당한다는 내·외복사근이 걷기에서 중요한 역할을 하죠. 실제로 한 연구에서는 네발기기 자세를 했을 때 우리가 흔히 복근이라 말하는 복직근보다 내

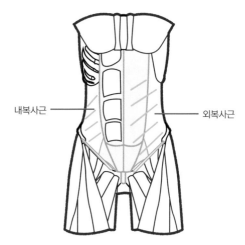

[그림 31-1] 걷기에 영향을 주는 내·외복사근

외복사근의 활성도가 유의미하게 높은 결과를 보였다고도 합니다. 이 근육들은 서로 사선 형태로 근막과 연결되어 있어 척추를 회전하는 움직임을 조절해 주기 때문입니다[그림 31-1].

문제는 우리가 오랜 시간을 한 자세로 보낸다는 겁니다. 하루 종일 서 있거나 하루 종일 앉아 있거나 오랜 시간 동안 같은 자세를 취하게 되면 몸통의 근육은 덜 사용하게 되고 그만큼 몸통의 회전을 담당하는 근육은 퇴화하게 됩니다. 걸을 때는 몸통과 팔, 다리 근육이 유기적으로 움직이며 우리가 직립 보행을 할 수 있도록 만드는데 몸통과 골반의 회전이 둔화되면서 특정 근육만 사용하게 되는 것이죠.

특히 몸통의 회전을 사용한다는 건 복부의 근육에 힘을 주면서 골반을 움직인다는 것인데 복부의 근육이 저활성화되면서 허리의 강한 힘에 대응하지 못하고 골반의 좌우 높이가 달라질 수 있습니다. 좌우 두 기립근 중 한쪽 기립근만 지나치게 짧아지면 허리 균형이 무너지고 통증을 일으키는 것이죠[그림 31-2].

허리에 통증이 느껴질 때는 임시방편으로 배에 힘을 주고 걸으면 허리의 통증이 일시적으로 줄어들 수 있습니다. 실제로 한 회원은 회사를 다니며 앉아 있는 시간이 길어지자 몸이 둔해지는 걸

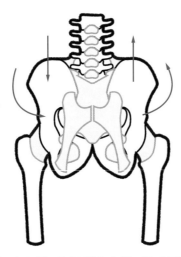

[그림 31-2] 골반의 좌우, 앞뒤 균형이 깨지면 걸을 때 통증이 유발된다.

느꼈다며 하루에 만 보씩 걷겠다고 다짐해 온 적이 있습니다. 아침저녁으로 하는 강아지 산책과 회사 점심시간을 이용하면 얼추 만 보를 채울 수 있다는 것이었죠. 이왕이면 바른 자세로 걷는 것이 좋으니 다음 수업에서 걸을 때 골반의 움직임을 느껴보게 하고, 복근에 힘을 줘보게 하고, 바른 자세로 걷는 법을 알려드렸습니다. 그리고 얼마 지나지 않아 걷기만 했는데 몸이 바로 서는 느낌이고 뱃살이 잡히는 느낌이 든다며 후기를 전해왔습니다. 하지만 근복적인 해결 방법은 몸통 체간의 중심이 무너지진 않았는지, 보행을 할 때 한 방향으로 몸이 지나치게 무너지는지를 체크하고 그에 맞는 운동과 보행연습을 병행하여 올바른 움직임으로 바로잡는 것입니다. 그래야 걸을 때마다 허리에 통증이 발생하는 걸 예방할 수 있습니다.

법칙 32 | 힘은 배에 줬는데 허리가 아프다면

유튜브에서 홈트레이닝 영상을 보며 운동할 때나 헬스장에서 트레이너와 운동할 때나 복근 운동을 하면 "힘주세요, 힘!" "힘주고 버티세요!"와 같은 말을 많이 들을 거예요. 복근 운동은 복부의 수축과 이완을 통해서 하는 운동입니다. 복부가 잘 늘어나게 근육을 이완시키고 다시 복부에 힘을 주어 근육을 수축시키는 것이죠. 그래서 복근 운동을 했는데 허리가 아프면 '힘은 배에 줬는데 허리가 왜 아프지?'하고 의아해 할 수 있습니다. 그 답은 복근 가장 안쪽에 있는 복횡근보다 더 깊숙한 데 있습니다. 복근 안쪽에는 복횡근이 있고, 그 아래에는 장기들이 있습니다. 그리고 그보다 더 안쪽에 존재하는 장요근이라는 근육이 존재합니다[그림 32-1].

장요근은 우리 몸 안쪽에 존재하며 척추부터 고관절까지 이어지는 근육이라고 말씀드렸습니다. 한 마디로 상체와 하체를 이어

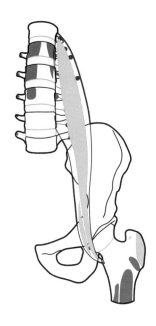

[그림 32-1] 장요근
몸통 가장 안쪽면에서 척추의 안정성을
담당하는 근육으로 고관절을 굽힐 때
사용되며 허리가 지나치게 회전하는 것을
방지해 준다.

주는 것이죠. 이 근육은 고관절을 굴곡할 때 사용되어 우리가 무릎을 들어 올릴 때 수축하고, 척추가 지나치게 회전하는 걸 방지하는 역할을 하며 척추의 안정성을 담당하는 근육입니다. 문제는 이 장요근이 우리가 복근 운동을 할 때 복근인 척할 수 있다는 겁니다.

복근 운동을 하기 위해서는 몸 앞쪽에 있는 복직근을 사용해서 몸통을 앞으로 굽혀주어야 합니다. 하지만 한 연구 결과에 따르면 장요근이 과하게 긴장되어 있는 상태에서 복근 운동을 하게 되면 복근을 수축하는 것이 아니라 장요근을 과활성화시켜 수행한다고 합니다. 복근은 활성화되지 않고 장요근이 짧아지며 몸통 전체면을 다 같이 이끌어 오려고 허리를 과도하게 더 꺾는 동작으로 올라오게 되는 것입니다[그림 32-2].

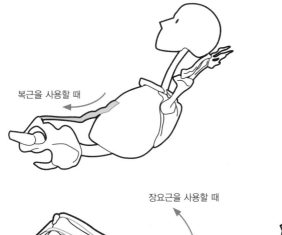

복근을 사용할 때

장요근을 사용할 때

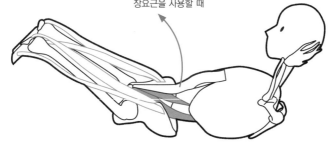

[그림 32-2] 복근 운동할 때 근육의 차이
장요근이 과하게 긴장되어 있을 경우 복근은 활성화되지 않고,
허벅지와 허리에 과도한 힘을 주게 된다.

움직임의 법칙

서 있는 상태를 예로 들면 복근에 힘을 주고 숙여지는 형태가 아니라 장요근이 배에서 골반 앞쪽까지 이어지는 근육을 당기면서 몸이 뒤로 펼쳐졌다가 올라오는 형태가 되는 겁니다.

이렇게 고관절을 굽히면서 장요근만을 사용하게 되면 어떻게 될까요? 앞서 장요근이 짧아진 사람들은 요추가 전만되어 골반 또한 전방경사화된다고 말씀드렸습니다. 장요근이 짧아지면 복부와 햄스트링이 약해지고 척추 기립근이 강해지며 옆에서 보면 허리 뒤쪽 공간은 좁고 배는 팽창하는 모습을 가지게 되죠.

그래서 복근 운동을 할 때 장요근을 계속 더 강하게 사용하면 몸통 안에서는 허리를 앞쪽으로 더 잡아 끌어내리게 되면서 허리 뒤쪽 공간을 더 타이트하게 만들어 통증이 발생하는 겁니다. 아이러니하게도 '나는 복근 운동을 하고 있지만 복근 운동을 하고 있지 않다'는 얘기가 되죠.

결론적으로 이런 체형은 복근 운동을 하는 데 있어서 일 순위로 장요근의 긴장을 풀어줘야 합니다. 긴장된 근육을 먼저 이완시키고 천천히 호흡 연습을 하면서 복부 근육을 활성화시키고, 가동 범위가 크지 않은 범위에서 복근 운동을 서서히 시작해야 허리 통증 없이 운동을 즐길 수 있습니다. 또한 복근 운동을 할 때 배를 둥글게 말아준다는 느낌으로 시도해 보세요.

법칙 33 | 발끝이 저린 건 혈액순환이 아니라 허리 때문이다

다리나 발끝이 저리면 대부분 가장 먼저 '혈액 순환이 안 되나?'라고 생각할 겁니다. 하지만 의외로 허리와 골반과 관련이 있을 수 있습니다. 우리 몸의 중심을 잡아주는 척추의 요추 5번 또는 천추 1번 신경이 자극되면 허리 아래쪽부터 다리가 저리고 당기는 증상이 발생할 수 있습니다. 흔히 좌골신경통이라고도 해요. 이런 증상이 발생하고 통증이 느껴진다면 즉시 병원에 가서 전문의의 진료를 받는 것이 중요합니다.

하지만 아무 이상이 없다면 단순히 골반이 틀어져서 그럴 수도 있습니다. 골반의 높낮이가 달라지거나 골반이 회전했을 때 골반에 연결된 이상근에 문제가 발생할 수 있습니다. 이상근이란 우리 골반의 천골과 허벅지 뼈를 이어주는 근육입니다[그림 33-1]. 이 이상근과 골반뼈 사이에는 좌골신경이 지나갑니다. 이상근이 과

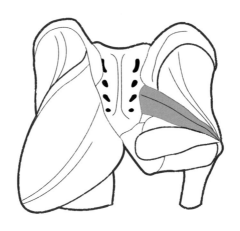

[그림 33-1] 이상근

도하게 늘어나거나 수축하게 되면 좌골신경을 압박해 저림증상 혹은 당기는 통증이 발생할 수 있습니다. 이런 경우에는 먼저 폼롤러를 이용해 대둔근, 중둔근 등 근막이완 마사지를 해주고 고관절 이완 스트레칭을 해주어 근육을 풀어주는 것이 도움이 됩니다. 하지만, 마사지와 스트레칭 후에도 저린 증상이 계속된다면 병원을 방문하는 걸 권합니다. 스스로 몸을 관리하는 것도 중요하지만 무엇보다 중요한 건 통증이 병이 되는 걸 막고 건강을 지키는 것입니다. 전문가의 존재와 필요성을 간과하지 마세요.

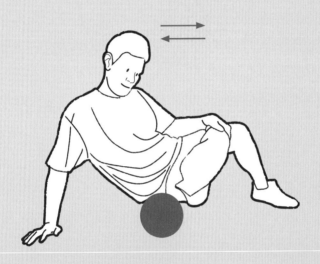

[중둔근 마사지]
① 폼롤러 위에 앉아 풀어주고자 하는 부위의 다리를 반대쪽 다리 위로 올려준다.
② 풀고자 하는 쪽의 손을 바닥에 짚고 몸을 살짝 틀어준다.
③ 중둔근을 기준으로 앞뒤로 움직여 준다.

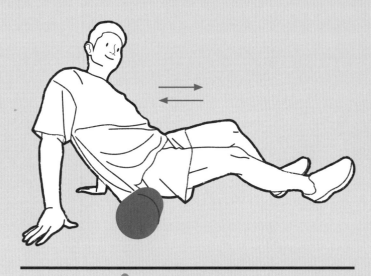

😊 **TIP. 같은 방법 다른 마사지**

중둔근 마사지와 같은 방법으로 다른 부위를 마사지할 수 있습니다.
중둔근과 함께 대둔군도 풀어주면 효과가 좋으니 폼롤러를 대둔군 위치에 두고
같이 마사지해 보세요.

법칙 34
허리 근육도 계절을 탄다

겨울만 되면 찾아오는 허리 통증 때문에 날이 쌀쌀해지기 시작하면 두려움에 떠는 남성 회원이 있었습니다. 허리디스크 수술을 두 번이나 하고 나서 근본적으로 허리를 강화해야겠다고 생각한 회원은 허리를 강하게 하는 운동을 오랜 기간 해오셨다고 했습니다. 하지만 허리 통증은 여전하다고 하셨죠. 왜 이분은 운동을 꾸준히 했음에도 불구하고 겨울만 되면 허리 통증을 느꼈을까요?

답은 운동에 있었습니다. 그동안 어떤 운동을 해왔는지 확인해보니 허리 통증에 대한 트라우마 때문에 허리 근육을 강화하는 운동을 위주로 했다고 하셨습니다. 그럼 허리의 긴장도가 높아져 있었을 겁니다. 또한 허리에만 신경 쓰느라 나머지 척추에 골고루 체중을 분산하는 형태의 움직임이 몸에 없었던 거죠. 모든 운동을 오직 허리로만 한 거예요. 이 상태에서 겨울의 추위에 몸이 경직되면서 척추의 강직 상태가 더 올라가고 허리에 통증이 발생한 것이죠.

이를 회원에게 설명하고 허리의 긴장도를 낮춰주고 허리가 하던 모든 힘을 요추, 흉추에 분산시켜 주고, 골반과 고관절의 움직임을 모두 함께 쓸 수 있도록 만들어줬습니다. 추가적으로 바른 자세로 걷는 습관을 들이게 해서 겨울에도 잘 걸을 수 있도록 만들어나갔죠. 지금 회원은 어떻게 됐을까요? 겨울에도 두려웠던 허리 통증 없이 잘 지나가게 됐습니다. 이렇게 척추는 서로 협응하며 잘 움직여 주고 굳어지지 않게 습관을 들여주면 바뀔 수 있습니다. 의지와 행동력만 있다면 변화의 가능성은 언제나 열려있습니다.

겨울에는 허리를 다치는 분들이 상당히 많습니다. 빙판길에 잘못 넘어져서 다치시는 분들도 많지만 급성으로 허리 주변 근육에 염좌가 와서 움직이지도 못할 정도의 통증을 느끼는 분들도 많아요. 운동을 한 것도 아니고 평소처럼 움직이기만 했는데도 통증이 발생한 것이죠. 이는 우리 주변의 온도가 낮아졌기 때문입니다.

우리 주변의 온도가 낮아지면 혈관이 수축하고 혈류량이 줄어듭니다. 그렇게 되면 몸이 경직되면 날씨가 따뜻했을 때보다 근육과 관절의 가동범위가 훨씬 줄어들게 되죠. 근육의 긴장 상태가 지속되면 몸의 움직임도 부자연스러워지고 급작스럽게 움직였을 때 근육과 인대에 부상을 입을 수 있습니다. 겨울에는 특히나 춥

다며 평소보다 몸을 덜 움직이니 이런 긴장 상태가 길어지고 몸에도 영향을 줄 수밖에 없는 것이죠.

그리고 만약 평소에 이미 몸이 틀어져 있는 상태라면 근육과 인대 등 몸은 더욱 과도하게 긴장하게 됩니다. 신경에 대한 압박도 강해지고 날씨가 추워지기만 해도 통증이 발생할 수 있습니다. 추워서 몸을 웅크리고 서 있기만 해도 통증이 느껴지는 것이죠. 설상가상으로 겨울에는 길이 미끄러워 넘어지지 않기 위해 몸을 더욱 긴장시킵니다. 혈류량도 적어져 근육이 긴장되는데 그 긴장된 근육에 힘을 주어 더 굳게 만드는 것입니다. 이 상태로 넘어지기라도 한다면 허리뿐만 아니라 몸 전체에 큰 상해를 입을 확률이 높겠죠.

그래서 날이 추워지면 몸을 더욱 움직여주려고 노력해야 합니다. 날이 추우면 나가기도 싫고 움직이기도 귀찮겠지만 특별히 시간을 할애해서라도 운동을 해야 합니다. 평소에 관절의 가동범위와 근육의 활성도를 높여 놓아야 몸이 굳는 걸 방지할 수 있기 때문입니다. 정말 운동하러 갈 시간이 없다면 틈틈이 스트레칭을 해 몸을 풀어주길 추천드립니다.

그리고 평소에 자신의 허리가 불안하다고 느꼈다면 외출할 때 허리 주변에 핫팩을 붙여서 외출하는 방법도 추천드립니다. 외출하고 들어왔을 때도 따뜻한 물로 샤워를 하고 간단한 스트레칭을 해주면 허리를 보호하는데 큰 도움이 될 것입니다.

허리 스트레칭

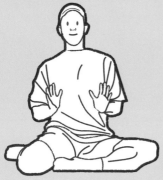

① 한 다리는 몸 앞쪽에 접어두고 다른 한 다리는 몸의 바깥쪽으로 둔다. 이때 중심을 잡고, 골반이 완벽하게 바닥에 붙어있어야 한다.

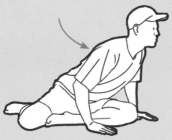

② 바깥 쪽에 둔 발바닥이 바닥에 닿도록 신경쓰며 몸을 접은 다리 쪽으로 천천히 돌려 인사하듯 숙여준다.

③ 천천히 올라와 이번에는 반대쪽을 보고 살짝만 숙여준다.

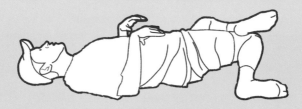

① 다리를 세우고 누운 상태에서 다리를 한쪽으로 내려준다.

② 내린 쪽 방향 다리를 반대 다리 위에 올려 무게를 준다. 이때 올린 다리는 무게를 줘 지그시 눌러주는 역할로 인위적으로 힘을 줘 다리를 누르지 않는다.

③ 반대편도 동일하게 진행한다.

The Laws of Motion

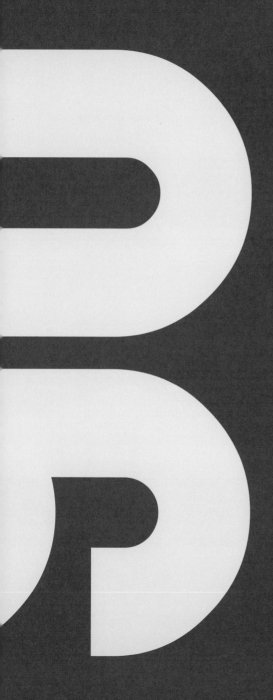

6장

등과 어깨만 제대로 펴도 체형이 달라진다

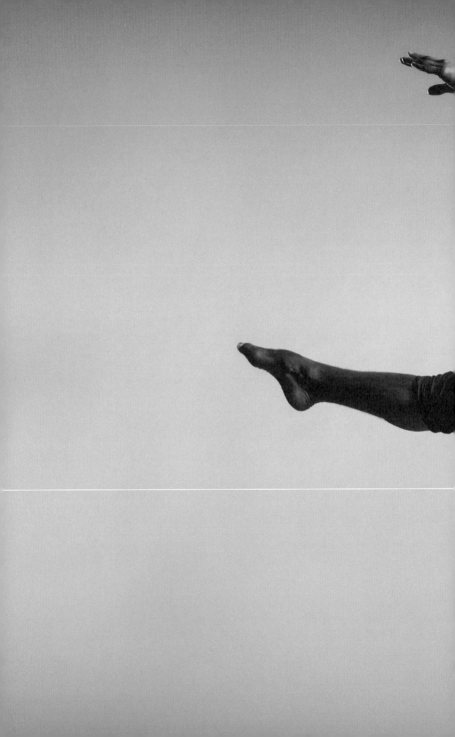

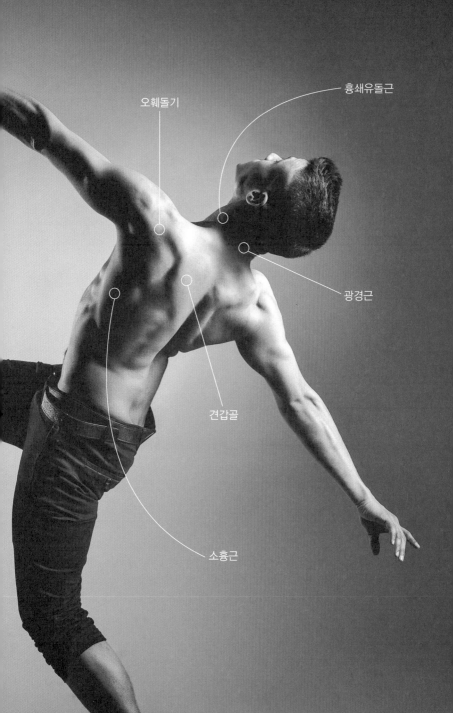

오훼돌기

흉쇄유돌근

광경근

견갑골

소흉근

법칙 35 | 벼는 익을수록 고개를 숙이고, 등과 어깨는 굳을수록 구부정해진다

지금 여러분의 손은 어디 위치해 있나요? 우리는 일상의 대부분을 손이 몸 앞으로 간 상태에서 보냅니다. 공부할 때, 밥 먹을 때, 집안일을 할 때 등 손이 몸 앞으로 간 상태로 자연스럽게 몸 또한 앞으로 숙이는 형태가 되죠. 몸을 앞으로 숙일 때는 몸 앞쪽 근육을 사용합니다. 그래서 몸을 펼 수 있도록 만들어주는 뒤쪽 근육은 상대적으로 덜 사용되며 몸이 앞으로 굽은 형태로 굳어지게 됩니다.

몸이 굳어지게 되면 가장 많이 피해를 보는 것이 바로 흉추입니다. 흉추는 기본적으로 옆에서 봤을 때 커브 모양을 가집니다. 해부학적으로 살짝 앞으로 굽은 형태를 보이죠[그림 35-1]. 경추, 흉추, 요추 중에서 흉추가 유일하게 후만의 형태를 가지고 있습니다. 특히 척추를 살펴보면 등 뒤쪽으로 '가시돌기'라고 부르는 뼈가 돌출되어 있는데 흉추는 경추와 요추에 비해 이 가시돌기의 크기가 크고 길게 아래 방향으로 돌출되어 몸을 뒤로 펴는 자세보다 앞으로 숙이는 자세가 더 편한 구조로 되어 있습니다. 경추, 흉추, 요추 중에서 앞으로 숙이기 가장 쉬운 구조이죠. 그래서 몸을 앞으로 숙이는 자세를 오래 할수록 흉추가 앞쪽으로 더 굽어진 형태를 보이게 되는데 이때 흉추와 함께 살펴봐야 할 곳이 있습니다. 바로 견갑골입니다.

견갑골은 흉추에 있는 2번 갈비뼈와 7번 갈비뼈 사이에 위치

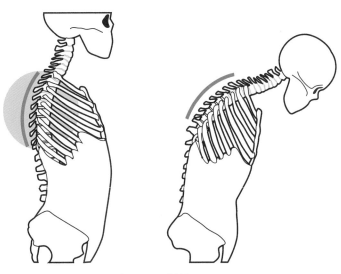

[그림 35-1] 흉추의 구조

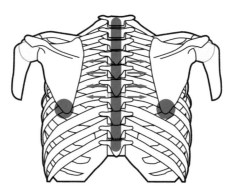

[그림 35-2] 라운드숄더
흉추가 후만되면서 양쪽 견갑의 위치가 벌어지고
견갑 하단이 위로 떠오르는 형태가 된다.

해 있으며 팔과 어깨를 움직일 때 함께 움직입니다. 그래서 우리가 원활히 움직이기 위해서는 견갑골의 안정성이 중요하죠. 하지만 만약 우리 몸이 앞으로 숙인 채로 굳어져 등이 굽어 있다면 견갑골은 어떻게 움직일까요? 등이 굽으면 견갑골 사이의 공간은 척추를 중심으로 벌어지게 됩니다. 그리고 몸에 밀착되어 있던 견갑골의 뒤쪽 하단이 떠오르게 되죠. 그러면서 견갑이 앞쪽으로 말린 형태가 됩니다. 우리는 이것을 '라운드숄더'라고 부릅니다[그림 35-2].

뒤쪽 견갑의 하단부가 떠오르는 형태를 보이는 이유는 견갑의 몸통 앞쪽에 붙은 오훼돌기에서 찾을 수 있습니다. 오훼돌기에는 가슴 근육인 소흉근이 붙어 있습니다. 등이 굽으면 가슴의 앞

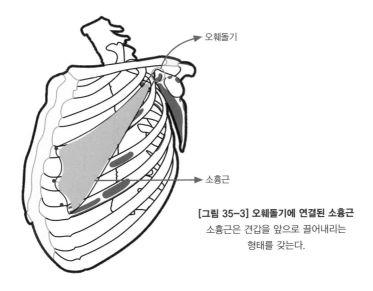

[그림 35-3] 오훼돌기에 연결된 소흉근

소흉근은 견갑을 앞으로 끌어내리는
형태를 갖는다.

쪽 근육이 짧아지는데 이때 오훼돌기에 붙어 있는 소흉근이 견갑을 앞으로 잡아당기면서 뒤쪽 견갑 하단이 떠오르는 것입니다[그림 35-3]. 이렇게 흉추가 후만되면 라운드숄더를 유발하게 되는 것입니다. 그리고 여기서 그치는 것이 아니라 척추의 모양과 관절의 움직임에도 영향을 줄 수 있습니다. 경추, 즉 목과의 기능적인 움직임과도 연관되어 있고, 거북목도 유발될 수 있습니다. 허리 쪽에서는 과도한 커브에 대한 보상작용으로 인해 허리 통증이 유발될 수 있죠. 이런 구조적 변화는 목, 어깨, 요추, 골반 등에 미치는 기능적 저하를 온몸으로 퍼져나가게 하고 다양한 형태의 근막통

움직임의 법칙

증증후근으로 나타날 수 있습니다.

　우리 몸은 직선으로만 이루어져 있지 않습니다. 살펴보면 어떤 부분은 곧게 펴져 있고, 어떤 부분은 완만한 곡선을 가지고 있죠. 체형을 바로잡는다는 것은 곧게 펴진 곳은 곧게 펴진 상태를, 곡선을 가진 곳은 완만한 곡선을 유지하게 만드는 것입니다. 몸의 구조를 이해하고 어깨와 가슴, 척추, 목 등 서로 연결된 우리 몸이 어떻게 유기적으로 움직이는지 느껴보세요. 몸의 구조와 움직임에 대한 근본적인 이해가 우리 몸을 바로잡는 첫걸음이 될 것입니다.

법칙 36 | 말린 어깨 제대로 펴는 법

앞에서 말린 어깨와 굽은 등이 허리와 척추에 어떤 영향을 주는지 살펴봤다면 이번에는 말린 어깨를 올바르게 펴는 법을 알아볼 차례입니다. 앞서 어깨가 말리면 견갑의 오훼돌기에 연결되어 있는 소흉근이라는 근육이 짧아지며 견갑골을 앞쪽으로 당긴다고 했습니다. 견갑골은 갈비뼈라는 산 능선을 넘듯이 앞쪽으로 기울어지기 시작하죠[그림 36-1].

이는 우리의 어깨가 단순히 수평적으로, 기존 모양을 유지하며 앞으로 이동하는 것이 아니라 반원 형태를 그리면서 말리는 것을 말합니다. 그래서 '라운드숄더'라고 부르죠.

그래서 라운드숄더일 때는 어깨를 그냥 뒤로 펴는 것이 아니라 뒤로 반원을 그리며 펴주어야 합니다. 글로 읽었을 때는 '어깨를 돌리며 펴주는 거야 쉽지'라고 생각하실 수도 있지만 생각보다

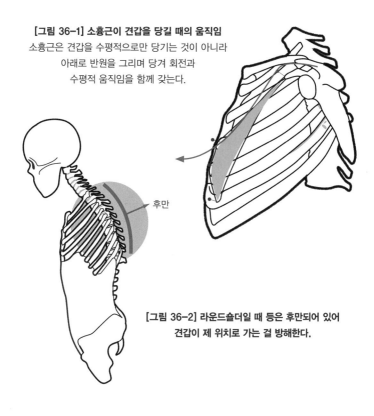

[그림 36-1] 소흉근이 견갑을 당길 때의 움직임
소흉근은 견갑을 수평적으로만 당기는 것이 아니라
아래로 반원을 그리며 당겨 회전과
수평적 움직임을 함께 갖는다.

후만

**[그림 36-2] 라운드숄더일 때 등은 후만되어 있어
견갑이 제 위치로 가는 걸 방해한다.**

뜻대로 되지 않습니다. 라운드숄더일 때는 어깨만 앞으로 말리는
것이 아니라 척추도 앞으로 굽은 형태가 되고 흉추는 거북이처럼
뒤로 튀어 오르는 형태를 가지기 때문입니다. 등이 후만되어 견갑
이 가야 할 공간을 충분히 확보하지 못하고 어깨를 뒤로 펴려고
해도 제 위치로 가지 못하게 됩니다[그림 36-2].

그래서 라운드숄더일 경우 흉추를 펴주는 운동을 하면서 굽어진 등이 다시 펴질 수 있도록 척추 모양을 바꿔주고, 그와 동시에 상부 운동을 통해 확보된 등의 공간으로 견갑골이 다시 제 위치를 잡을 수 있도록 해야 합니다. 운동이 어렵게 다가온다면 간단한 스트레칭부터 꾸준히 해보는 것도 좋습니다. 깍지를 낀 손을 머리 위로 올려 만세하듯 곧게 뻗고 배에 힘을 주어 뒤로 눕는 스트레칭도 도움이 되니 따라 해보길 추천합니다.

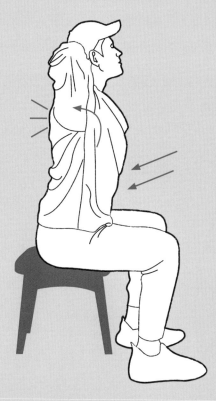

① 배에 힘을 주고 갈비뼈를 조여
   준다.
② 머리 뒤로 두 손을 깍지 낀 상
   태에서 호흡을 내쉬며 몸을 뒤
   로 세워준다.
③ 등 위쪽에 자극이 오는지 확인
   한다.
④ 그렇게 10회씩 4번 반복한다.

법칙 37 | 척추 균형, 상하좌우뿐만 아니라 회전력도 중요하다

우리 몸에는 척추와 연결되어 있으며, 흉강을 연결해주는 뼈가 있습니다. 바로 갈비뼈이죠[그림 37-1]. 갈비뼈는 흉추의 개수와 동일

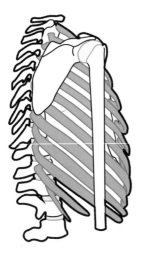

[그림 37-1] 갈비뼈는 흉추에서
앞쪽으로 타원형 모양으로
연결되어 있다.

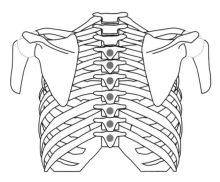

[그림 37-2] 척추와 갈비뼈

하게 흉추의 1번부터 12번에 걸쳐 붙어 있고 심장과 폐 등 가슴 쪽에 위치하는 내부의 장기를 보호하는 역할을 하죠. 또한 호흡을 들이마실 때는 팽창했다가 내쉴 때는 수축하면서 호흡을 돕습니다.

갈비뼈의 역할을 이해했다면 손을 들어 갈비뼈를 한번 만져보세요. 앞서 이론적으로 또 실제로 골반과 갈비뼈가 함께 튀어나온다고 설명했지만, 어깨나 골반, 허리에 비해 상대적으로 갈비뼈의 변화는 육안으로 확인할 일이 별로 없죠. 이번 기회에 혹시 한쪽 갈비뼈가 더 튀어나오는지는 않았는지 확인해 보세요. 갈비뼈가 튀어나왔다니, 무슨 소리인지 고개를 갸우뚱하는 분들도 있을겁니다. 갈비뼈는 근본적으로 척추를 중심으로 좌우 대칭으로 있지만 완벽한 대칭을 이룰 수는 없습니다[그림 37-2]. 척추와 연결되어 있기 때문에 척추가 곧게 펴져 있다면 갈비뼈가 완벽한 대칭인지 아닌지 육안으로는 구분이 쉽지 않죠. 그런데 육안으로도 갈비뼈의 좌우 차이가 심하게 난다면 척추를 함께 살펴봐야 합니다.

척추는 다양한 형태로 틀어지나 기본적으로 근막의 형태를 따라 틀어지며 가장 일반적인 형태가 나선선의 형태로 틀어지는 것입니다. 나선선은 우리 몸을 입체적으로 감싸는 근막입니다. 골반과 갈비뼈가 대각선으로 튀어나오는 것을 설명하기 위해 한쪽 나선선을 중심으로 보여드렸는데, 나선선은 두 개의 근막으로 뒤통수에서 시작해 몸을 X자 형태로 감싸 다시 원래 위치로 돌아오며 우리 몸의 회전 운동을 조절해 주는 역할을 하죠[그림 37-3].

갈비뼈의 비대칭은 몸 앞쪽에서 사선으로 이어지는 근막, 즉 나선선의 균형이 깨짐으로써 발생하는 것입니다. 또 좌우 균형에 관여하는 외측선도 함께 무너집니다. 외측선은 발부터 발목 바깥면, 허벅지와 갈비뼈 바깥면을 타고 올라가 귀까지 연결되는 근막으로 복숭아뼈부터 귀까지 이어지는 선을 생각하면 이해가 쉽습니다. 나선선과 외측선이 무너지고 좌우 균형이 무너지면서 몸통이 회전하게 됩니다[그림 37-4]. 그렇게 되면 한쪽 갈비뼈는 앞으로, 반대쪽 갈비뼈는 뒤쪽으로 돌출되는 형태를 보이게 됩니다. 또 반대쪽 골반도 앞으로 튀어나오게 되죠. 결국 몸통의 회전력에 이상이 생겨 걷는 자세 또한 한쪽으로 계속 쏠릴 수 있습니다. 갈비뼈

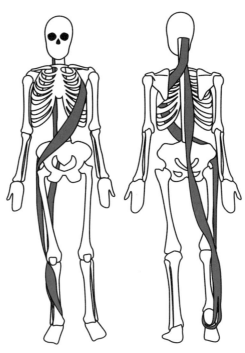

[그림 37-3] 나선선 근막의 경로
좌우측으로 대치되어 두 개의 근막이 존재한다.

[그림 37-4] 척추의 틀어짐
척추는 좌우뿐만 아니라 회전하며 휘어지고
몸은 다양한 형태로 보상작용을 하며, 대칭을 잃는다.

가 튀어나왔다고 갈비뼈만의 문제로 볼 수 없는 이유입니다. 골반의 회전 균형도 함께 봐야 하죠.

그래서 갈비뼈가 튀어나온 형태로 무너진 균형은 꼭 한쪽으로 치우친 몸의 회전력을 반대로 맞춰주는 운동을 같이 해야 합니다. 몸통의 회전력을 바로잡는 운동을 한 다음 걷는 자세의 교정을 꼭 병행해야 몸통의 중심을 가운데로 잡고 균형을 잘 유지할 수 있습니다. 만약 몸의 회전력이 심하게 틀어지지 않았다면 골반과 몸통을 서로 교차하면서 회전해 주는 교정 운동이 도움이 될 수 있습니다.

심할 경우 척추측만증도 의심해 볼 필요가 있습니다. 꾸준히 운동을 해왔거나 자세에 신경 쓰며 척추를 관리한 사람이 아니라면 대부분 안 좋은 자세 습관으로 인해 측만을 조금씩 가지고 있습니다. 그래서 허리가 휜 것 같은데 척추측만증이냐고 물어보시는 분들도 많죠. 하지만 척추측만증에도 기준이 있습니다. 척추가 휘어진 각도가 $10°$ 이상이거나 축의 회전이 있을 때만 척추측만증이라고 합니다.

그렇다면 척추는 어떻게 바로 잡을 수 있을까요? 우선 본인이 어떤 유형의 척추측만증에 해당하는지부터 아는 것이 중요합니다. 척추측만증은 기능적 측만증과 구조적 측만증으로 분류할 수 있습니다. 기능적 측만증은 다리 길이의 차이, 통증, 좌우 비대칭으로 인한 근육의 긴장이 원인이며 원인을 해결했을 때 원상태로 회복될 수 있습니다.

그래서 자신의 체형을 정확히 파악하는 것으로 비교적 쉽게 비대칭을 바로 잡을 수 있습니다. 골반의 좌우 높낮이나 각 복근의 비대칭 등을 측정하고 평가하고 그에 맞는 운동을 한다면 충분히 교정할 수 있죠.

구조적 측만증은 선천적이거나 신경근적, 그리고 원인을 알 수 없는 특발적 측만증에 해당합니다. 특히 성장기 아동에게 다양한 요소로 나타나죠. 그래서 척추가 10도 이상 휘어졌거나 어려서부터 오랜 기간 척추의 비대칭이 이어졌다면 병원에서 검사를 받는 것이 무엇보다 중요합니다. 갈비뼈는 척추에 연결되어 있기 때문에 척추의 모양이 변형되면 갈비뼈의 모양도 함께 변형된다는 것을 잊지 말고 척추뿐만 아니라 갈비뼈의 변화도 함께 살펴보세요.

exercise

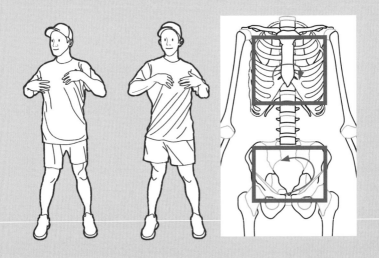

① 다리를 어깨 너비 정도로 벌리고 서서 밸리댄스하듯이 골반을 좌우로 움직인다.
② 골반이 움직이는 쪽 반대방향으로 가슴면도 회전시켜줘 꼬임을 만들어주듯 움직인다.

법칙 38 | 어깨 운동할 때 '딱' 소리가 난다면

수업을 하러 오는 회원 중에는 20·30대인 젊은 분들도 있지만 50·60대인 분들도 있습니다. 어느 날은 50대 여성 회원이 어깨를 돌리는 동작을 할 때 뭔가 걸리는 듯한 불편함이 든다며 아직 통증은 없는데 오십견이 오려고 그러는 건지 이유를 모르겠다며 한탄을 했습니다. 여러분도 무언가를 들려고 했을 때나 운동을 하려고 했을 때 어깨에서 '딱' 소리가 나는 걸 들어본 적 있나요? 평소 어깨의 가동성을 잘 인지하고 움직이거나 목과 등 부위의 근육들이 서로 유기적인 움직임을 잘 가지고 있다면 소리가 나지 않을 거예요. 하지만 생각보다 이 질문을 하시는 분들이 많습니다. 그만큼 우리가 책상 앞에서 보내는 시간이 많고, 어깨와 목을 잘 관리해야 한다는 거겠지요. 물론 실제로 책상 앞에서 보내는 시간을 줄이거나 운동을 하기는 쉽지 않습니다.

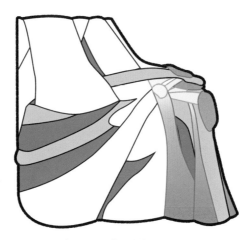

[그림 38-1] 어깨의 구조
근육과 근막 그리고 인대가 몸통과 팔, 어깨를 이어주면서 어깨의 안정성을 확보한다.

다시 소리 얘기를 해보자면 특별한 통증을 유발하지 않고 손가락 관절에서 나는 소리와 비슷한 소리가 날 때는 근육과 근막 그리고 주변 인대가 긴장해서 나는 소리일 확률이 높습니다. 팔과 어깨를 움직였을 때 긴장된 근육. 근막, 인대들이 마찰하면서 소리가 나는 것이죠.

근육, 근막, 인대가 긴장하는 건 우리의 등이 굽고 목이 제 위치에 위치하지 못하면서 힘의 분배가 잘 이루어지지 못하고 일부 근육이 그 무게들을 계속 견뎌야 하기 때문입니다. 무리한 근육 주변 조직들이 섬유화되고 긴장하게 되는 것이죠.

이 상태에서 팔이나 어깨를 움직이면 근육과 인대 등은 유기적으로 움직이지 못하고, 긴장으로 비대해져 있는 조직 때문에 서로 움직일 때 기타줄이 튕겨지듯 '딱'하는 소리가 나는 것입니다. 그래서 이런 분들은 어깨의 가동성을 살려주고 각자 위치에 바로 할 수 있도록 골격근을 잡아주면 소리가 금세 사라질 수 있습니다. 간혹 어깨를 펴게 만들어 어깨가 움직일 공간을 확보해주고 움직이는 것만으로도 소리가 사라지는 경우도 있습니다.

하지만 소리가 날 때 통증을 동반하거나 가만히 있기만 해도 오십견처럼 어깨가 아프다면 바로 병원을 방문해 검사받는 것이 중요합니다. 이러한 통증은 어깨 관절과 인대 또는 관절낭에 문제가 있거나 퇴행성으로 관절이 변형되면서 나타날 수 있는 증상이므로 혼자서 해결하려고 해서는 안 됩니다.

서두에 언급한 것처럼 실제로 수업을 들으러 오는 회원 중 청소년이나 20~30대 회원도 많지만 50대 이상의 회원도 있습니다. 걷기나 몸을 움직이는 간단한 동작에서도 불편함을 느껴 찾아오는 분들도 계시죠. 이 회원들과 수업할 때는 저도 항상 이분들이 가진 신체적 한계와 질병에 가능성을 염두에 두고 진행합니다. 운동을 하는 것도 자세를 교정하는 것도 근본적으로 우리 몸을 건강히 하기 위함임을 잊지 마세요.

| **일자 쇄골,
미용과 건강 사이**

몸에 대한 관심이 많아지며 건강 측면이 아닌 미용의 측면에서 몸을 바라보는 시선도 늘었습니다. 이왕이면 건강하고 예뻐 보이는 라인을 원하는 것이죠. 그 대표주자가 '일자 쇄골'이 아닐까 합니다. "어깨 라인 살리는 일자 쇄골", "일자 쇄골 만드는 스트레칭"과 같은 타이틀을 본 적 있을 겁니다. 회원 중에도 젊은 분들은 종종 일자 쇄골에 대해 이야기하곤 합니다.

쇄골은 가슴의 위쪽에 위치하며 수평으로 양쪽 어깨에 걸쳐있는 뼈로 빗장뼈라고도 합니다[그림 39-1]. 쇄골은 원래 일자가 아니라 살짝 사선 형태로 되어 있습니다. 몸의 안쪽보다 어깨 바깥쪽으로 이어지는 부분이 살짝 더 높은 형태이죠.

쇄골 위쪽, 쇄골과 어깨 사이 삼각형을 이루는 공간을 만져보세요. 만지는 대로 살이 눌리며 폭신폭신한 쿠션감이 느껴질 거예

214　　**움직임의 법칙**

요. 하지만 일자 쇄골을 가지고 있다면 이 부위를 만졌을 때 힘줄이 느껴지면 쿠션감보다는 딱딱한 느낌이 들것입니다. 같은 부위인데도 쇄골의 위치에 따라 다른 느낌이 드는 이유는 쇄골을 몸 아래로 내려보면 알 수 있습니다. 목을 위로 빼고 쇄골을 몸 아래쪽으로 누른다는 느낌으로 내려보면 올라가 있던 쇄골 바깥쪽이 아래로 내려가면서 일자 형태가 될 거예요. 바로 일자 쇄골이 되는 것이죠. 그 상태로 몸을 살펴보겠습니다. 쇄골을 몸 아래쪽으로 내린 상태이기 때문에 목에서 갈비뼈로 이어진 사각근이 늘어나게 됩니다. 그러면 쇄골 아래로 지나는 혈관이 눌리게 되며 압박을 받게 됩니다. 혈관뿐만 아니라 목에서 팔로 이어지는 신경 등 쇄골 아래에서 이어지는 신경들이 지나치게 눌리게 되죠. 이는

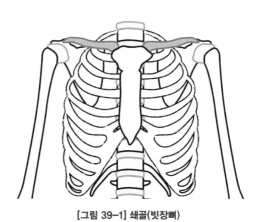

[그림 39-1] 쇄골(빗장뼈)

팔저림, 두통, 팔의 가동범위 저하로 이어질 수 있죠.

운동과 크게 상관없어 보이지만 의외로 많은 영향을 주기 때문에 저도 회원들에게 운동을 시키기 전에 쇄골 위쪽에 폭신폭신한 공간이 있는지 없는지 먼저 파악하고, 쿠션감 없이 편평하다면 쇄골 바깥쪽 부분을 위로 끌어올리는 운동을 시킵니다. 쇄골 위쪽 공간이 쏙 들어가게 만든다는 느낌으로 어깨를 올려주는 것이죠. 목은 거북이처럼 쏙 들어가는 모습이겠죠. 그 상태로 좌우로 사선을 그리며 고개를 숙여주는 동작을 합니다. 목을 접는다는 느낌으로 말이죠. 일자 쇄골을 가졌다면 이 간단해 보이는 동작도 어려울 수 있습니다. 목을 위로 빼는 게 익숙하지 관절을 앞쪽으로 수축하는 동작은 익숙지 않기 때문이죠. 이 동작을 천천히 따라 해 가동범위를 인식하고, 가능한 범위까지 10~15회 정도 호흡을 내쉬면서 수축하는 겁니다. 꾸준히 하다 보면 딱딱했던 근육이 풀어진 것을 느낄 수 있을 겁니다.

우리 몸이 지금의 형태를 갖춘 데는 이유가 있습니다. 모든 뼈와 근육이 제 위치에서 제 역할을 하고 있죠. 또 우리 몸이 가진 고유의 형태가 달라졌다면 달라진 이유가 있을 겁니다. 그리고 변화는 긍정적인 영향만 주진 않죠. 미용도 중요하지만 몸의 형태를 이해하고 변화의 이유를 추적해 보세요. 우리 몸은 기본, 근본을 지키는 것이 가장 좋습니다.

법칙 40 | 가방을 한쪽으로 메지 말라고 하는 진짜 이유

누구나 한 번쯤 가방끈이나 옷이 한쪽만 내려가 불편함을 느낀 경험이 있을 것입니다. 몸의 좌우 높낮이가 맞지 않아 발생하는 일이죠. 몸의 높낮이가 달라지는 원인은 다양하며 가방을 한쪽으로 메는 사소한 습관들도 예로 들 수 있습니다. 가방을 한쪽으로 메면 가방이 흘러내리지 않도록 한쪽 어깨를 들게 되는데 이때 사용되는 견갑거근, 승모근, 목빗근 등이 긴장을 하게 됩니다[그림 40-1]. 긴장하는 시간이 길어지면 점점 그대로 굳어지며 어깨의 좌우 너비가 달라지죠. 그리고 쇄골의 길이가 달라 보이게 되며 무엇보다 어깨가 틀어지면 우리의 목도 함께 틀어집니다. 목이 틀어지면 심장에서 얼굴로 올라가는 혈관이 눌리면서 신경에 압박이 가고 목과 어깨에 통증이 느껴질 수 있습니다.

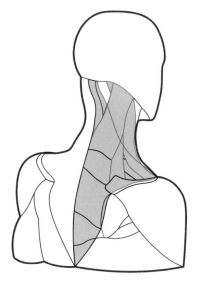

[그림 40-1] 한쪽 어깨를 들어 올리는 근육들

이처럼 작은 습관들은 개별적으로는 우리 몸에 큰 영향을 주지 않는 것 같지만 쌓이고 모여 나쁜 습관에 익숙한 움직임을 만들고 이는 관절의 가동범위를 제한하게 됩니다. 이 상태로 몸을 계속 사용하면 체형은 점점 더 복합적으로 틀어지게 될 거예요.

다시 우리 어깨 모양을 살펴보면 어깨는 늑골, 즉 갈비뼈 위에 얹혀져 있는 모양입니다. 마치 집에 지붕을 올려놓은 상태와 같죠. 여기에 여러 근육과 인대가 몸통과 목을 연결해주어 안정성을 더해줍니다. 그래서 우리 몸이 머리를 단단히 받치고 있는 모양이 되는 것이죠. 하지만 이런 안정성은 몸통의 균형이 틀어졌을 때 쉽게 무너지게 됩니다. 집의 기둥이 무너졌기 때문입니다.

우리 몸의 기둥, 척추는 골반과 몸통의 균형이 무너지면서 휘게 되고, 3차원 형식으로 변형을 일으킵니다. 사람마다 가지고 있는 다양한 습관과 자세로 인해 여러 형태로 나타나게 되죠.

여러 형태 중 척추의 균형이 좌우로 틀어지는 형태가 되면 몸통의 좌우 높낮이가 달라집니다. 이때 지붕처럼 몸통에 얹혀 있는 어깨의 높낮이도 달라지죠. 우리 몸은 전체가 유기적으로 움직이기 때문에 어깨, 허리, 다리 등 몸을 정확히 구분하여 따져보기 어렵습니다. 가방끈이나 옷이 한쪽만 내려가는 경우도 마찬가지로 어깨만 보는 것이 아니라 척추의 틀어진 균형과 골반의 틀어짐을 함께 봐야 합니다.

그리고 한 가지 더 살펴볼 것이 있습니다. 바로 얼굴입니다. 이렇게 어깨의 높낮이가 달라져 있다면 얼굴의 앵글각 또한 틀어져 있을 겁니다. 흉추의 틀어짐은 경추의 틀어짐으로 이어지고 정면에서 거울을 봤을 때 얼굴의 좌우 대칭이 맞지 않을 가능성이 높아요. 대칭이 맞지 않으면 두통을 심하게 느낄 수 있고 목과 어깨가 뻐근하고 당기는 통증이 자주 일어날 수 있습니다. 또한 쇄골 아래쪽 신경이 불규칙하게 눌리면서 팔의 좌우 힘의 편차가 커질 수 있습니다.

그렇다고 어깨의 좌우 높낮이를 인위적으로 맞추려고 해서는 안 됩니다. 마치 한쪽 다리를 많이 꼬았다고 해서 반대쪽 다리를 꼬으면 골반이 제 위치로 돌아갈 수 있다고 생각하는 것처럼 단순히 바라봐선 안 됩니다. 우리 몸은 모두 연결되어 있기 때문에 어깨를 무리해서 사용한다면 또 다른 보상작용을 초래할 수 있어요. 어깨의 높낮이 차이가 크다면 병원을 방문해 검사를 받아보거나 도수치료, 운동을 통한 교정을 하길 추천드립니다.

무엇보다 작은 습관이라고 대수롭지 않게 넘기지 말고, 신경 쓰기 어렵더라도 일상에서 몸의 좌우 균형을 흐트러트리는 습관을 안 하려고만 해도 우리 몸의 균형이 무너지는 걸 상당히 방지할 수 있을 겁니다.

움직임의 법칙

법칙 41 | 고개를 숙일수록 목의 부담은 늘어난다

한 30대 남성 회원이 목뒤에도 살이 찔 수 있냐고 물어온 적이 있습니다. 수업을 들으며 부위별로, 근육별로 몸을 살피다 보니 그동안 눈에 안 보이던 목뒤까지 신경 쓰인다는 것이었죠. 목뒤에 살이 지나치게 살이 많이 잡히는 걸 '버섯목증후군'이라고 합니다. 처음에는 단순히 살이 찐 것처럼 보이지만 시간이 지날수록 딱딱해지죠. 심한 경우에는 피부색이 검게 변하기도 합니다. 그렇다면 왜 이렇게 되는 걸까요? 그 시작은 고개를 앞으로 숙이는 형태에 있습니다.

컴퓨터를 하거나 책을 보거나 무언가 일을 할 때 고개를 앞으로 빼고 하는 자세는 목 뒤쪽에 상당한 머리 무게를 전달합니다. 고개를 숙이는 각도에 따라서 최대 27kg까지 전달될 수 있다고 해요. 쉽게 예를 들면 우리가 긴 막대기 끝에 무거운 짐을 달고 수

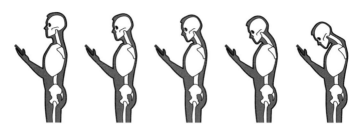

[그림 41-1] 목 기울기에 따라 달라지는 힘
목이 숙여지는 각도에 따라 목 뒤쪽에 전달되는 힘이 달라진다

직으로 세우고 있을 때는 중심을 쉽게 잡고 설 수 있지만 막대기가 기울어지기 시작하면 중심 잡기가 어려워지고 손에 무게가 많이 전해지는 것과 같습니다[그림 41-1].

이때 목에서 가장 큰 스트레스를 받는 곳은 경추 5~7번입니다. 중간중간 스트레칭을 하며 풀어주거나 따로 보완 운동을 해주지 않고 고개를 숙인 채 오랜 시간을 보내면 이쪽 근육들에 과도한 피로감이 쌓이게 됩니다. 그럼 근육은 탄성을 잃고 섬유화되게 되고, 과섬유화로 인해 지방 덩어리가 축적되면서 목뒤에 두툼한 형태로 나타나는 것입니다.

그렇다면 이것들은 어떻게 해결할 수 있을까요? 우선 고개를 앞으로 숙이고 있을 때 근육이 어떤 모습인지 살펴봐야 합니다. 고개를 앞으로 숙이면 목부터 가슴까지 앞쪽 근육이 상당히 짧아지게 됩니다[그림 41-2]. 그래서 뒤쪽의 근육을 강화시키기 전에 이 근육들을 이완시켜 주는 작업을 해야 해요. 앞쪽의 흉쇄유돌근부터 턱 아래쪽으로 부드럽게 마사지해 주며 긴장된 근육을 풀어주고 그다음에 등 뒤쪽 운동을 해야 합니다[그림 41-3]. 바로 '등 상부' 운동이죠[그림 41-4]. 어깨를 펴주고 흉추를 뒤쪽으로 펴주는 흉추 가동 동작을 천천히 실시하면서 둥글게 말려서 앞으로 굳어진 등과 어깨의 근육을 사용하도록 해야 합니다.

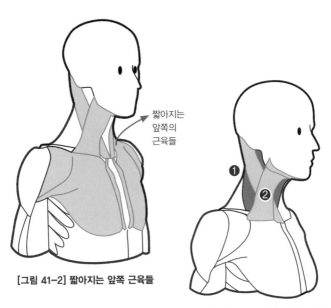

[그림 41-2] 짧아지는 앞쪽 근육들

[그림 41-3] 등 뒤쪽 마사지 부위
1번 흉쇄유돌근과 2번 광경근을 부드럽게
손가락으로 마사지 해준다.

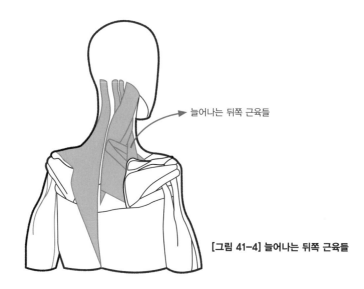

늘어나는 뒤쪽 근육들

[그림 41-4] 늘어나는 뒤쪽 근육들

이러한 체형은 목 주변에서 나타나 상체에만 영향을 줄 것 같지만 척추로 이어져 척추의 균형을 깨뜨리고 몸 전체의 체형이 틀어질 수 있습니다. 그래서 등 상부 운동을 하면서 골반과 하체도 함께 운동해 주어야 합니다. 그리고 마지막으로 '마사지'를 조심하라고 말씀드리고 싶습니다. 목 주변 근육이 굳으면서 불편함을 느끼고 마사지를 하시는 분들이 많을 겁니다. 하지만 마사지를 계속 한다면 장기적으로 근육이 늘어나기만 하니 통증이 발생했다면 마사지보다는 운동도 함께 병행해야 합니다. 당장 큰 변화가 느껴지지 않는다고 포기하지 말고, 마사지와 운동을 병행하여 움직임을 만들어 보세요.

등과 어깨 운동

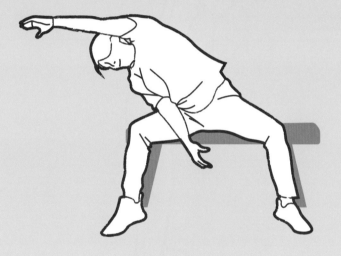

① 호흡을 내쉬면서 팔을 쭉 뻗으며 몸을 옆으로 기울인다
② 좌우를 번갈아 가며 진행한다.

 TIP

몸을 옆으로 기울일 때 몸통이 앞으로 쏠리지 않게 척추를 바로 세우는 데 집중한다.

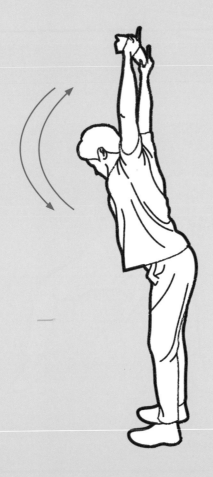

① 수건을 두 손으로 잡고 호흡을 내쉬면서 팔을 어깨 위로 쭉 들었다 내린다.
② 허리가 꺾이지 않게 가슴을 앞으로 내민 자세로 진행한다.

움직임의 법칙

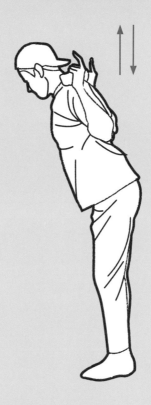

① 수건을 두 손으로 잡고, 팔을 어깨 위로 올린 상태에서 시작한다.
② 호흡을 내쉬면서 팔을 아래로 당겨 내린다.
③ 네모 모양 안에 어깨와 팔을 밀착시켜서 넣는다고 생각하며 진행한다.

 TIP
수건은 총 모양으로 검지와 엄지를 편 채로 잡는다.

The Laws of Motion

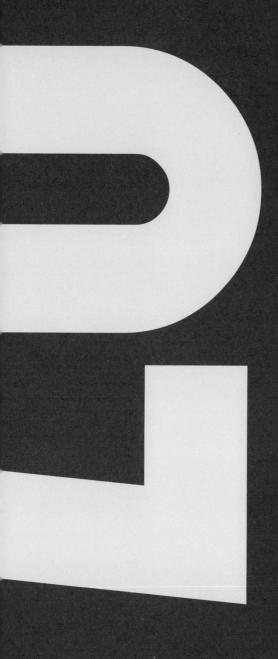

7장

내 몸에 대해 알고 싶은 사소한 질문 TOP8

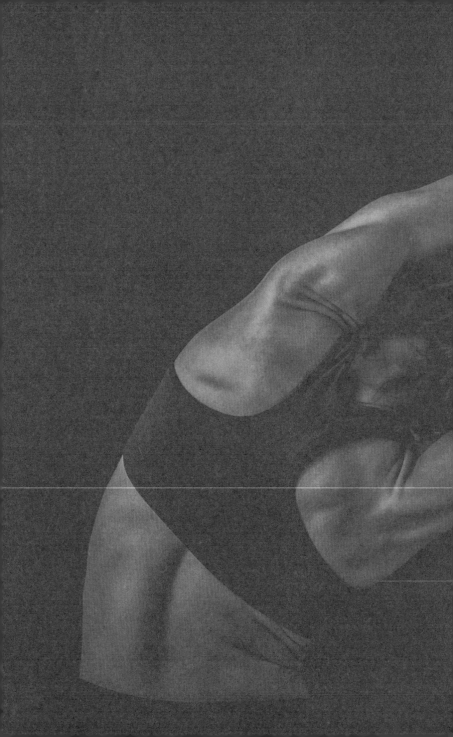

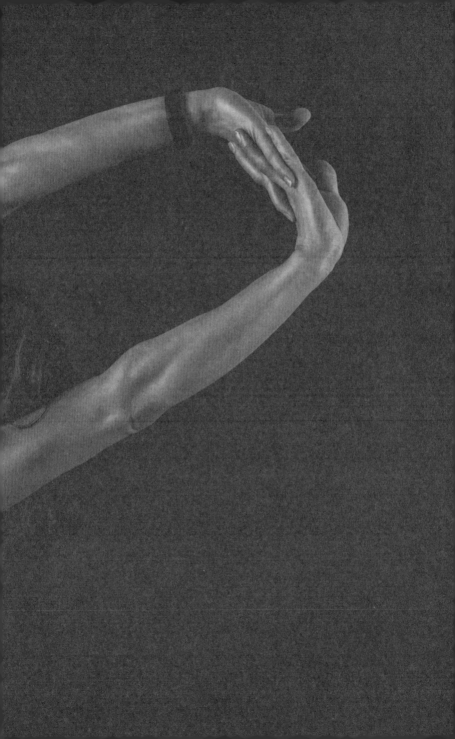

1. 별다른 통증이나 불편함이 없는데 체형교정이 꼭 필요할까요?

사람은 누구나 조금씩 몸이 틀어져 있습니다. 하지만 통증을 느끼는 정도는 모두 다르죠. 심하게 틀어져도 아프지 않은 사람이 있는 반면 아주 조금 틀어졌을 뿐인데 극심한 고통을 느끼는 사람도 있습니다. 통증은 몸이 보내는 신호로 이 신호를 간과해선 안 되지만 근본적으로 집중해야 할 건 우리 몸이 틀어졌다는 사실 그 자체입니다. 당장 통증이 느껴지지 않는다고 몸이 틀어졌다는 사실을 외면하거나 방치한다면 시간이 지나 노화가 왔을 때 근육이 더 경직되고 섬유화됐을 때 분명 그에 대한 통증이 찾아올 것입니다. 그래서 저는 체형 교정이 꼭 필요한지 묻는 분들께 항상 통증이 시작되는 시점이 언제냐의 문제이지 몸이 틀어질 가능성은 누구에게나 존재한다고 말씀드립니다. 이는 제가 몸을 꾸준히 관리하는 이유 중 하나이기도 합니다. 틀어짐으로 인한 통증을 경험한

과거가 있어, 이를 다시 겪고 싶지 않은 마음도 있고, 몸은 언제든 더 틀어질 수 있다는 가능성을 인지하고 있기 때문이죠.

무엇보다 체형교정은 시기의 영향을 많이 받습니다. 회복력 때문이죠. 틀어짐이 오래돼 굳고 틀어진 정도가 클 때보다 적을 때 교정이 수월한 것은 물론이고, 회복력에 따라 교정 시기가 달라집니다. 나이가 들수록 회복력은 떨어지게 되죠. 실제로 10대부터 60대까지 다양한 연령대를 가르쳐보면 나이가 어린 10대, 20대 회원분들은 긴 시간을 운동하지 않아도 운동 효과가 빠르게 나타나고, 몸도 금방 회복됩니다. 나이가 들수록 운동을 하고 나서 몸이 회복하는 시간이 길어지죠.

사실 나이가 들수록 회복력이 떨어진다는 건 모두가 알고 있을 겁니다. 하지만 당장 통증이 없고 불편함을 느끼지 못하면 체형 교정의 필요성도 느끼지 못할 수 있습니다. 그렇게 방치된 채 시간이 지나면 나이가 들어 보상작용이 늘어났을 때는 습관을 바꾸는 것이 어려울 거예요. 그래서 모두가 아는 사실일지라도 어린 나이부터, 통증이 없을 때부터 몸 관리에 신경 써야 함을 강조합니다.

조금이라도 젊고 회복력이 좋을 때 운동을 통해서 자신의 근골격계를 바로잡을 수 있는 습관이 생긴다면 신체 회복력과 근골격계의 건강한 균형을 오래 유지하면서 통증 없이 행복한 질 높은 삶을 살 수 있을 겁니다. 체형교정에 관련된 운동이 아니더라도 꾸준한 걷기와 가벼운 스트레칭, 맨몸 근력 운동만으로도 체형을 잘 가꿀 수 있으니 할 수 있는 것부터 차근히 시도해 보세요.

2. 짝다리를 짚으면 몸이 틀어지나요?

짝다리를 어쩌다 한 번씩, 일시적으로 짚는다면 우리 몸에 큰 영향을 주지는 않을 겁니다. 하지만 짝다리를 짚는 게 습관이 되어서 있을 때는 항상 짝다리를 짚는 등 짝다리를 짚는 시간이 길다면 충분히 체형에 영향을 줄 수 있습니다.

짝다리를 짚는 것과 체형의 직접적인 상관관계에 대해 밝혀진 연구는 없지만 짝다리를 짚는 자세 자체가 우리의 고관절과 골반의 균형을 깨는 자세예요. 자세한 설명은 앞에서 다루었기 때문에 여기서는 간략히 설명하겠습니다. 예를 들어 오른쪽 다리는 펴고 왼쪽 다리를 굽혀 짝다리를 짚는다면 오른쪽 골반은 위로 올라가는 형태가 되겠죠. 그에 대한 보상작용으로 반대로 왼쪽 어깨는 올라가게 됩니다. 이렇게 되면 척추는 그에 대한 보상 작용을 하면서 S자로 휘게 되고, 결국 짝다리를 짚는 게 습관이 되면 체형에 영향을 미칠 수 있습니다.

이쯤 되면 "짝다리를 짚으면 체형이 틀어지고 몸이 불편해지는데 우리는 왜 짝다리를 짚게 되는 걸까요?"라는 의문이 들 수 있습니다. 이 의문에 대한 답은 '닭이 먼저냐 알이 먼저냐' 논란과 비슷한 결에서 찾을 수 있습니다. 바로 짝다리를 많이 짚는 분들은 이미 골반의 좌우 높이가 틀어져 있을 가능성이 높다는 것이죠.

골반이 틀어져 이미 다리의 길이가 다르다면 양쪽 다리로 땅을 지지하고 서는 것에 오히려 불편함을 느낄 수 있습니다. 그래서 척추가 틀어지고 골반이 틀어진 방향대로 관절에 기대어 불편한 근육들이 좀 더 편하게 서기 위해서 무의식적으로 짝다리를 짚게 되는 것이죠.

그래서 이런 분들을 두 발로 오래 서 있게 하면 허리가 아프다고 합니다. 두 발로 서기 위해 사용하지 않는 근육들을 억지로 가동해 동작을 만들기 때문이죠. 그러니 자신이 짝다리를 짚는 습관이 있다면 골반의 높낮이를 체크해 보세요. 무조건 골반이 틀어져 있을 거예요. 짝다리를 짚지 않는 것도 중요하지만 이미 몸이 틀어져 있다면 몸의 균형을 맞추는 것이 우선되어야 합니다.

3. 체형 교정을 하면 키가 커질 수 있겠죠?

체형을 교정하러 오시는 분들을 보면 정말 다양한 이유를 가지고 오시는데 이유와 무관하게 많이 물어보시는 질문이 바로 "체형 교정을 하면 키가 커지나요?"입니다. 흔히들 나이가 들면 허리가 굽어 키가 줄고, 운동을 하면 허리가 펴져 키가 커진다고 말하죠.

실제로 저와 함께 운동한 분들을 보면 대부분 키가 전보다 커졌습니다. 굽어지고 틀어졌던 척추의 운동성을 살려주어 근육과 관절들이 제 위치에 있을 수 있도록 균형을 맞추며 운동했기 때문이죠. 물론 성장기의 아이들처럼 눈에 띄게 커지는 것은 아닙니다. 보통 1~2cm 정도 컸으며, 많이 커졌다고 하시는 분들은 3~4cm 정도였습니다.

이런 이야기를 들으면 "그럼 척추를 그냥 길게 늘리면 되는 거 아니야?"라고 생각하실 수 있을 것 같습니다. 일명 '거꾸리' 같은 기구를 이용하여 위로 쭉쭉 늘리면 되는 거 아니냐는 거죠. 물론 그렇게 해도 키가 늘 수 있습니다. 하지만 일시적이겠죠.

시든 꽃에 물을 주었다고 몇 초 만에 확 살아나지 않듯 척추도 마찬가지입니다. 물을 머금고 꽃에 생기가 서서히 돌 듯 우리 몸도 운동이라는 물을 주고, 그 물이 몸속에 서서히 퍼지고 회복하고 생기가 돌 때까지 오랜 시간 투자해야 합니다. 그러고 나면 관절과 근육, 혈관, 인대, 근막 등이 살아나고, 우리 몸이 바로 설 수 있음을 느낄 수 있을 겁니다.

4. 걷는 자세도 중요하다는데 잘 걷고 있는 걸까요?

스마트폰을 보며 걷는 사람을 일컫는 '스몸비(스마트폰+좀비)'라는 신조어가 생길 정도로, 스마트폰이 생긴 이후 길에서도 고개를 숙인 채 스마트폰을 보며 걷는 분들이 많아졌습니다. 그렇게 되면 맞은 편에서 오는 사람이나 차, 자전거 등 외부 위험 요소를 알아채지 못해 문제가 되기도 했는데요. 걷는 자세는 이런 외부의 위험 요소와의 문제 외에도 우리 체형을 틀어지게 만든다는 문제가 있습니다.

우리가 걸을 때는 근육과 관절, 뼈가 유기적으로 움직이며 그 움직임이 조화를 이룰 때 몸에 무리가 가지 않게 효율적으로 걸을 수 있습니다. 몸의 작용과 반작용 원리에 의해서 근육이 제대로 움직이며 걸을 수 있죠. 여기서 작용과 반작용의 원리란 "모든 작용에는 크기가 같고 방향이 반대인 반작용이 항상 존재한다. 즉

움직임의 법칙

두 물체가 서로에게 미치는 힘은 항상 크기가 같고 방향이 반대이다.〞라는 뉴턴의 제3법칙에 근거합니다.

올바르게 걷는 방법은 이 원리를 바탕으로 골반을 회전하면서 걷는 것입니다. 예를 들면 왼쪽 다리가 앞으로 나갈 때 왼쪽을 골반도 앞으로 함께 나와야 하죠. 그리고 이때 상체의 움직임은 오히려 반대로 일어나야 합니다. 오른쪽 어깨가 앞으로 나오면서 팔도 함께 앞으로 나와야 하죠. 즉, 골반과 몸통이 움직이는 방향은 서로 반대로 작용하는 힘의 방향이라는 것입니다. 우리는 이 작용 반작용의 법칙에 의해 걷고 뛰고를 제대로 할 수 있습니다. 이 움직임이 바르게 일어나려면 움직임의 시작점이 팔과 다리가 아닌 몸통과 골반에서 일어나야 한다는 거죠.

그렇다면 제대로 걷고 있는지는 어떻게 확인할 수 있을까요? 우선 발바닥의 감각기관에 집중해 보는 겁니다. 우리가 걷기 시작하면 뒤꿈치의 약간 바깥쪽에서부터 체중의 이동이 시작됩니다. 앞으로 나아갈 때 발바닥의 바깥쪽 날을 따라서 뒤꿈치에서 엄지발가락 쪽으로 체중이 이동하게 되죠. 그래서 족저압 분포를 보면 체중의 중심이 뒤꿈치에서 엄지발가락 쪽으로 대각선으로 이동하는 것을 알 수 있습니다[그림 4-1]. 지금까지 별다른 생각 없이 터벅터벅 걸었다면 이제 내 몸의 체중이 어떻게 움직이는지 인지하고 걸으며 족저압 분포를 체크해 보세요.

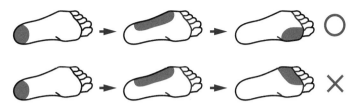

정상적인 보행에서의 족저압 분포

　만약 골반의 균형이 틀어졌다면 앞서 말한 형태의 분포를 보이기 힘듭니다. 골반이 틀어지면 골반의 움직임이 제한되고, 이어서 고관절의 운동성도 떨어지면 무릎의 움직임 방향이 틀어지며 체중의 중심이 올바른 방향으로 이동하기 힘들기 때문입니다.

　특히나 자신의 족저압 분포를 살펴봤을 때 발바닥을 떼는 시점에 체중의 중심이 엄지가 아닌 새끼발가락에 실린다면 무릎과 발목의 방향이 많이 틀어져 있을 가능성이 큽니다. 이런 족저압 분포를 가진 분들은 팔자걸음으로 걷는 분들이 많습니다.

　또한 걸을 때 골반이 불편하거나 허리가 아프다면 몸의 전반적인 균형이 모두 깨져 있는 것이므로 척추와 골반에 집중하며 체형을 만들어 가는 것이 중요합니다. 척추와 골반의 균형이 깨지기 시작하면 전체적인 움직임의 균형이 깨져 어떤 근육은 과하게 사용되고 또 어떤 근육은 사용하지 않게 되면서 불균형이 더욱 심화됩니다. 그리고 이 시간이 길어지면 점점 보행의 균형도 깨지고 불편해지는 상황이 뫼비우스의 띠처럼 반복되며 몸 상태를 악화시키게 됩니다.

그렇다고 해서 걷는 법을 바꾸기 위해 발바닥이나 엉덩이, 무릎에 억지로 힘을 주거나 운동성을 만들려고 하면 더 심하게 틀어질 수 있습니다. 부상의 위험도 높아지죠. 우리가 걸음을 내딛는 순간은 아주 짧습니다. 발바닥에 제대로 힘의 분배가 이루어지지 않는다고 억지로 힘을 준다고 해도 한순간에 균형이 맞아질 수는 없습니다. 발바닥의 작은 뼈와 근육의 힘으로는 그 짧은 시간에 몸 전체를 컨트롤하고 제어하기가 힘들기 때문이죠.

결국 자신의 걸음걸이가 불편하다면 걸음걸이 자체에 집중하기보다는 잘 걸을 수 있게 자신의 체형에 맞는 근육의 가동범위를 찾아가며 걷는 연습을 하는 것이 중요합니다.

Q 5. 걸을 때는 어디에 힘을 줘야 하나요?

걷기는 몸 전체가 유기적으로 움직이는 것이고, 잘 걷기 위해서는 이 움직임이 잘 이루어져야 한다는 것을 발바닥을 통해 살펴보았습니다. 이제 조금 더 자세히 들어가 어떻게 해야 잘 걸을 수 있는지 살펴볼 필요가 있습니다.

결론부터 말씀드리면 우리가 잘 걷기 위해서는 대근육 위주로 힘을 주어야 합니다. '대근육'이라는 이름처럼 대근육들이 큰 힘을 낼 수 있기 때문이죠. 대근육들이 잘 활성화되면 대근육들을 기반으로 몸통의 회전, 작은 근육들의 협응이 이루어지며 올바른 걸음걸이가 만들어집니다.

그리고 잘 걷기 위해서는 특히 하체에 있는 허벅지와 엉덩이 근육에 주목해야 합니다. 걸을 때는 다리를 앞으로 뻗어주려고 하는 힘과 뒤로 차주려고 하는 힘이 동시에 작용하는 것이 중요한데 허벅지 근육과 엉덩이 근육이 그 역할을 담당하기 때문이죠.

앞쪽의 허벅지 근육과 뒤쪽의 햄스트링, 엉덩이 근육이 동시에 앞뒤로 뻗어지는 형태를 만들고, 앞으로 나아가려고 하는 힘과 뒤로 밀려고 하는 힘은 추진력을 만들게 됩니다. 마치 우리가 개울가에 놓인 징검다리를 폴짝폴짝 뛰어 건너는 움직임을 상상하면 됩니다.

하지만 나이가 들고 체형이 틀어지고 굳게 되면 골반의 가동성도 점점 떨어지게 되고 고관절의 움직임도 제한되게 됩니다. 그럼 보폭 또한 좁아지게 되죠. 결과적으로 걸을 때 안정성이 떨어지며 피로를 느끼는 동작이 되는 것입니다.

그럼 하루라도 빨리 걷기 연습을 시작해야 마음이 급해지는 분도 계실 겁니다. 걷기 연습을 하는 것은 좋지만 시작 전에 한 가지 알아야 될 것이 있습니다. 학생이라면 학교, 학원을 다니느라 성인이라면 회사를 다니느라 각자의 사정으로 연습을 위한 시간을 내기 어려울 수 있습니다. 그래서 효율을 추구하며 학교나 회사에 갈 때 밖에 돌아다니는 김에 걷기를 연습하려고 할 수 있죠. 하지만 걷기를 잘하기 위한 운동으로서의 연습이 아닌 이동 수단으로 걷기를 하면서 연습을 하는 것은 좋지 않습니다.

몇 가지 상황을 예로 들면 걷기를 할 때는 복장과 신발이 중요합니다. 우선 운동화를 신고 걷기 편한 복장을 하고 있어야 하죠. 그리고 걷기 연습을 할 길은 족저압을 잘 느낄 수 있는 일정하고 평평한 도로여야 하고요. 하지만 우리가 학교나 회사를 간다고 가정하면 일단 불편한 신발을 신고 있을 확률이 높습니다. 신발은 운동화더라도 복장은 운동복보다 불편한 옷을 입고 있겠죠. 또 손이나 어깨에 가방을 메고 있을 수도 있습니다. 여기에 우리가 다니는 도로도 울퉁불퉁하죠.

갖춰지지 않은 상황에서 연습할 때는 스트레칭 또는 근력운동을 하고 난 뒤에 마무리 운동으로 걷기를 연습하는 것이 좋습니다. 이왕이면 트레드밀이나 운동장 트랙처럼 바닥이 균일한 형태에서 연습하는 게 좋죠. 이처럼 연습할 환경이 조성됐다면 다리를 앞뒤로 넓게 뻗어주는 형태로 연습해 보세요. 그럼 엉덩이와 허벅지에 힘이 들어가는 게 느껴질 거예요. 그 느낌을 기억하며 걷는 연습을 하다 보면 골반의 움직임도 좋아지고 상체의 회전도 좋아지면서 걸을 때 몸의 리듬이 살아날 겁니다.

6. 스트레칭을 하면 오히려 몸이 굳는 것 같은데 왜 그런 걸까요?

몸을 풀어주기 위해서 스트레칭을 했는데 오히려 몸이 불편한 느낌을 받아본 적 있나요? 아니면 스트레칭을 할 때 반동을 심하게 주거나 근육에 큰 자극을 주기 위해 아픔을 느끼면서도 강하게 한 적이 있나요? 이에 해당한다면 스트레칭을 잘못된 방식으로 하고 있을 수 있습니다.

팔을 한쪽으로 뻗으며 옆구리를 풀어주거나 다리 펴고 앉아 발끝을 당기는 등 우리가 흔히 하는 스트레칭을 정적 스트레칭이라고 합니다. 근육이 늘어날 수 있는 만큼 최대한 늘린 상태에서 멈춘 채로 일정 시간을 버티는 스트레칭을 뜻하죠. 이런 정적 스트레칭은 우리가 할 수 있는 스트레칭 중 가장 쉽고 안전하게 할 수 있는 방법입니다. 좀 더 설명하자면 우리 몸에는 근육이 늘어나고 수축하는 것을 뇌로 보내주는 골지건이라는 기관이 있습니다. 이 기관이 근육 속에 전해지는 장력 및 긴장도를 인지하고 근육을 이완하는 호르몬을 분비하게 함으로써 근육이 늘어나도록 하는 시스템이죠.

이 정적 스트레칭을 할 때는 호흡과 움직이는 강도가 정말 중요합니다. 근육을 늘려주는 동작을 할 때 호흡을 천천히 내쉬고 호흡을 다시 들이쉴 때 힘을 살짝 뺐다가 다시 호흡을 내쉬며 천천히 늘려줘야 합니다. 예시로 든 것처럼 스트레칭을 할 때 몸에 반동을 주거나 강한 자극을 주는 방식은 근육을 이완하는데 효율적이지 못하죠. 앞서 말한 시스템이 작동하는 것보다 강한 자극이나 장력이 급속도록 진행되면 근육은 근육 자체를 보호하기 위해 신전반사를 일으키기 때문입니다. 근육이 파열될 수도 있기 때문에 근육을 과하게 수축시키는 것이죠. 예를 들면 교통사고 같은 큰 충격을 받아 목이 꺾였을 때 갑작스럽고 빠른 변화에 근육이 목을 보호하기 위해 과도하게 수축하게 되면서 뻐근한 통증을 느끼게 됩니다.

교통사고에 비견될 정도의 강도는 아니지만 스트레칭을 할 때 너무 강한 자극을 주면 근육을 긴장하게 만들고 잘못된 형태로 근골격계의 긴장이 유지되게 만듭니다. 몸에 무리가 가지 않게 스트레칭하고 싶다면 15초에서 20초 정도 시간적 여유를 두고 호흡과 함께 힘의 강도를 조절해야 함을 기억하세요.

7. 체형이 틀어졌을 때 무거운 웨이트 운동을 하면 안 되나요?

미디어에서 흔히 노출되는 웨이트 트레이닝의 이미지는 무거운 기구를 반복해서 드는 것입니다. 그래서 '웨이트 트레이닝'이라고 했을 때 힘만 길러서 무게를 높여가며 드는 것이 전부인 것처럼 보이기 쉽지만 의외로 정말 섬세하고 어려운 운동이에요. 자세가 조금이라도 틀어지면 그에 따른 보상작용으로 운동의 자극 범위가 달라지고 관절이 다칠 수 있어, 저는 회원의 근골격계가 안정화되어 있지 않다면 절대 무거운 웨이트 트레이닝을 시키지 않습니다.

하지만 헬스장에만 가도 다양한 웨이트 기구를 쉽게 접할 수 있고, 무거운 것에만 초점이 맞춰져 보여지기 때문에 대부분 웨이트 트레이닝을 시작하면 무게를 증량시키고 싶어 합니다. 물론 웨이트 트레이닝이 무조건 위험하고 안 좋은 것은 아니기 때문에 근골격계가 틀어져 있어라도 중·저강도의 웨이트 트레이닝을 꾸준히 하는 건 크게 문제될 것은 없습니다. 오히려 어느 정도 적절한 긴장감을 주어 몸이 더 심하게 틀어지지 않도록 잡아주는 역할을 할 수 있죠.

문제는 주변에서 나보다 무거운 무게를 드는 것이 보이고, 스스로도 근육의 자극이 점차 줄어들고 근육에 힘이 생겼다고 느끼면 대부분 점점 무게를 증량하게 된다는 겁니다. 적절한 긴장감을 넘어 과한 긴장감이 되는 것이죠.

성냥개비를 쌓고 그 위에 쇠구슬을 올린다고 상상해 보세요. 성냥개비를 튼튼하게 쌓아 올렸다면 쇠구슬을 올렸을 때 무게가 분산되며 바로 무너지지 않고 최대한 견뎌낼 것입니다. 하지만 성냥개비를 어설프게 쌓았다면 무게의 중심이 분산되지 못하고 금새 무너지게 되겠죠.

우리의 몸 또한 같습니다. 내 몸이 어설프게 쌓아놓은 성냥개비처럼 불안정하다면 쇠구슬을 올렸을 때 무너지게 될 것입니다. 무거운 쇠구슬을 올리는 것보다 성냥개비를 튼튼하게 쌓는 것에 먼저 초점을 맞춰보세요. 몸이 바로 잡혀 근골격계에 체중의 분산이 적절히 이루어지고 힘의 분배가 효율적으로 된다면 무거운 운동을 했을 때 더 큰 발전을 이룰 수 있을 겁니다.

실제로 운동을 배우러 오시는 분들 중에 많은 분들이 웨이트

트레이닝을 잘못하면서 근골격계가 더 심하게 틀어져 오는 분들입니다. 틀어진 몸으로 무거운 무게를 들다가 부상을 당해서 오는 경우가 다반사죠. 틀어진 상태로 운동을 하면 무게를 효율적으로 배분하지 못하고 부하가 많이 걸리는 부분에 부상을 입게 되는 것입니다.

건강한 운동을 하고 싶다면 적절한 스트레칭과 함께 몸에 무리가 가지 않을 정도의 중·저강도의 근력 운동으로도 충분합니다. 더 강한 운동을 하고 싶다면 꼭 체형을 바르게 만들고 할 것을 추천드립니다.

Q 8. 바른 자세라는 건 어떤 자세인가요?

'바른 자세를 해야 한다'라는 말은 많이 하지만 '바른 자세는 ○○○다'라고 정의하는 건 참 어렵다고 생각합니다. 우리가 흔히 바른 자세라고 말하는 것은 그저 '근육과 관절에 부담을 덜 주는 방향으로 취할 수 있는 최선의 자세'이기 때문이죠. 누구나 한 자세를 오랫동안 취한다면 근육과 관절은 굳어질 수밖에 없어요. 저를 포함한 인간부터 동물까지 모두에게 해당하는 것이죠.

우리의 몸은 움직이도록 설계되어 있습니다. 근육은 적절한 수축과 이완을 반복해야 하고 심지어 관절은 잘 움직일 수 있도록 윤활액까지 분비하죠. 그래서 바른 자세에 대해 정의해야 한다면 '자주 움직여 주는 습관'이라고 생각합니다. 나쁜 자세로 앉아 있다가도 다시 자세를 고쳐 앉고 똑바른 자세로 앉아 있다가도 골반이나 몸통을 한 번씩 움직여 주는 사소한 움직임이 우리의 근골격계가 올바르게 유지될 수 있게 만든다고 생각하죠.

컴퓨터를 보거나 책을 보면 고개를 숙이게 되는데 일정 시간이 지나면 고개를 들어 천장을 보는 습관을 가지는 것도 좋습니다. 책상 앞에 앉아 있을 때 몸이 앞으로 숙여지지 않도록 습관을 만든다면 몸이 틀어지는 것을 더 길게 방지할 수 있겠죠. 제 평소 습관을 예로 들면 노트북 대신 눈높이에 맞춘 모니터를 사용해 최대한 고개가 숙여지지 않도록 합니다. 그리고 한 시간에 한 번씩 일어나서 화장실이라도 다녀오죠. 한 자세를 오래 하고 있으면 몸이 찌뿌둥하다고 느낄 정도로 어떻게든 몸을 움직이려고 하는 게 습관처럼 배어 있습니다. 그리고 내 몸의 정렬이 잘 맞춰져 있는지 항상 거울을 보면서 얼굴, 가슴, 골반 무릎 등의 위치를 눈으로 체크해봅니다. 이를 요약하면 다음 세 가지로 정리할 수 있습니다.

1. 몸을 자주 움직여 주도록 노력해라
   (한 자세로 오래 앉거나 누워있지 않기)
2. 자신이 오래 머무는 곳에서는
   고개가 숙여지지 않도록 환경을 개선하라
3. 몸의 정렬을 항상 체크하는 습관을 가져라

우리의 몸은 너무도 신비롭고 어렵습니다. 저도 계속 배워가는 중이에요. 내 몸이지만 누군가에게 잠시 빌린 것처럼 몸을 탐구하고 이해하려는 자세로 임하고 있습니다. 여러분도 자신의 몸을 이해하려고 해보세요. 내가 왜 이렇게 되었는지 왜 그럴 수밖에 없었는지를 이해하게 되면 조금씩 자신의 몸이 달리 보이기 시작할 겁니다. 점점 자신에 대한 관심도 증가하게 될 것이고 내 몸이 좋아하는 건강한 형태로 움직이고 행동하게 될 것입니다.

움직임의 법칙

초판 1쇄 발행 2024년 8월 9일

지은이 운동하는 데이브(최충식)

펴낸이 김남전
편집장 유다형 | 기획편집 이경은 | 디자인 양란희
마케팅 정상원 한웅 정용민 김건우 | 경영관리 임종열

펴낸곳 ㈜가나문화콘텐츠 | 출판 등록 2002년 2월 15일 제10-2308호
주소 경기도 고양시 덕양구 호원길 3-2
전화 02-717-5494(편집부) 02-332-7755(관리부) | 팩스 02-324-9944
포스트 post.naver.com/ganapub1 | 페이스북 facebook.com/ganapub1
인스타그램 instagram.com/ganapub1

ISBN 979-11-6809-133-7 (03510)

※ 책값은 뒤표지에 표시되어 있습니다.
※ 이 책의 내용을 재사용하려면 반드시 저작권자와 ㈜가나문화콘텐츠의 동의를 얻어야 합니다.
※ 잘못된 책은 구입하신 서점에서 바꾸어 드립니다.
※ '가나출판사'는 ㈜가나문화콘텐츠의 출판 브랜드입니다.

가나출판사는 당신의 소중한 투고 원고를 기다립니다. 책 출간에 대한 기획이나 원고가 있으신 분은 이메일 ganapub@naver.com으로 보내주세요.